ALZHEIMER

LA VIE AU QUOTIDIEN

JACQUES K'BIDI

ALZHEIMER
LA VIE AU QUOTIDIEN

GUIDE À L'USAGE DES SOIGNANTS ET DES FAMILLES

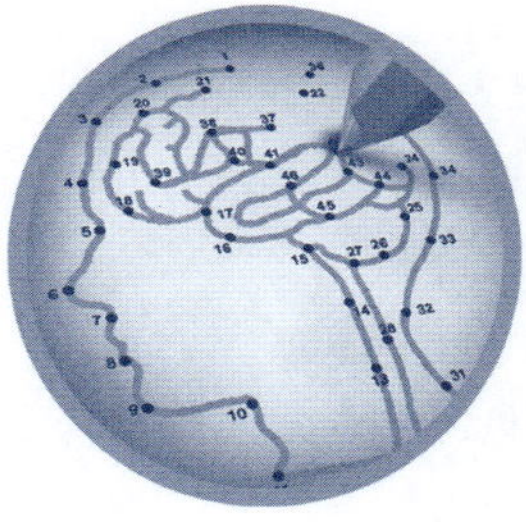

EDITIONS
LAMARRE

Retrouvez nos ouvrages sur
www.espaceinfirmier.fr

ISBN : 978-2-7573-0802-8

Sommaire

Deuxième partie
Les cinq phases de la maladie

Avant-propos

Je ne suis pas médecin, j'exerce la profession d'aide-médico-psychologique (AMP) au sein d'un Établissement hospitalier pour adultes dépendants (EHPAD) en Région Parisienne.

Au début de ma carrière, j'étais chargé d'un service accueillant des personnes âgées atteintes de pathologies diverses dont la maladie d'Alzheimer. À la suite de la construction d'un nouveau bâtiment, l'hôpital s'est doté de deux unités Alzheimer, les services ont été restructurés et j'ai intégré l'équipe Alzheimer.

J'ai souvent été interpellé par les familles inquiètes de l'évolution de cette maladie, de la souffrance endurée par leurs proches et c'est pour cela que j'ai rédigé ce document.

J'ai utilisé mon expérience de terrain et quelques témoignages pour tenter, dans une première partie, de répondre aux questions qui me sont le plus fréquemment posées par les familles des résidents.

Dans une seconde partie j'ai voulu, à partir de mon expérience et de quelques exemples concrets, décrire les différentes phases de la maladie d'Alzheimer (qui peut durer de longues années), les analyser et proposer quelques solutions aux problèmes que peuvent rencontrer les proches des malades.

Ce document n'est pas un exposé médical, mon statut, ma fonction ne me le permettent pas. C'est le récit d'une expérience. De nombreux ouvrages médicaux ont été publiés sur le sujet que vous pouvez consulter.

Les prénoms des patients cités dans ce document ont été modifiés afin de préserver leur anonymat et de respecter le secret médical.

Remerciements

Je remercie toutes les familles qui m'ont accordé gentiment un peu de leur temps et m'ont aidé à décrire la première phase de la maladie, tout particulièrement la femme de Marc qui m'a soutenu et encouragé pendant la réalisation de cet ouvrage.

Je souhaite également remercier le médecin, la cadre de santé, la psychologue du service dans lequel je travaille et toutes les personnes qui se sont impliquées à mes côtés, de près ou de loin, pour mener à bien ce projet.

J'adresse aussi un grand merci à Anne-Marie et Patrick, ainsi qu'à ma sœur Christine, qui ont été d'une aide précieuse dans la réalisation de ce livre.

Enfin, merci à tous les résidents que j'ai cités dans cet ouvrage, que j'accompagne ou ai accompagnés pendant de longs mois.

Quelques chiffres sur la maladie d'Alzheimer en France

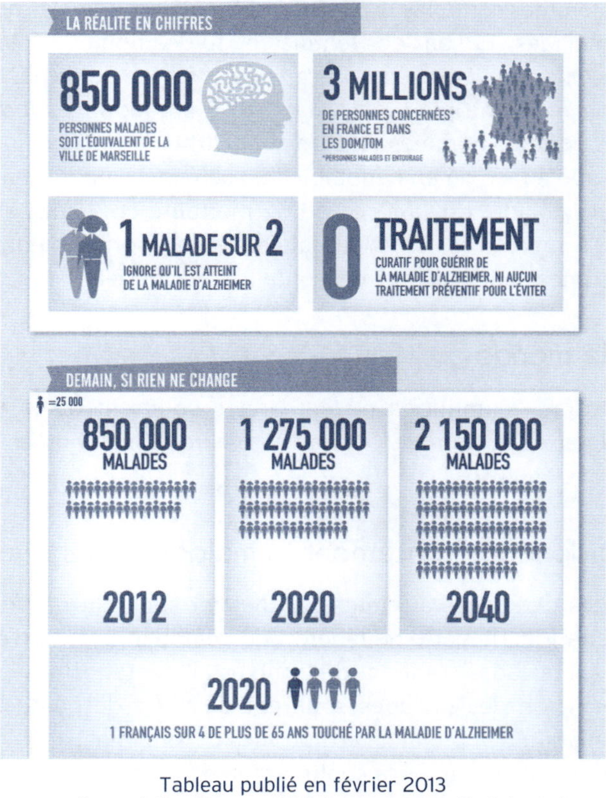

Tableau publié en février 2013
par l'association France Alzheimer sur son site internet

La maladie d'Alzheimer est une maladie liée à l'âge. Rare avant 65 ans, elle touche une personne sur 20 après cet âge et une personne sur 6 après 85 ans.

Le risque de développer la maladie est en moyenne multiplié par 1,5 si un parent du premier degré est touché. Il est multiplié par 2 si au moins deux le sont. Cette susceptibilité individuelle est en partie portée par notre génome.

Les femmes sont plus exposées à cette maladie que les hommes : sur 25 malades, 15 sont des femmes et 10 des hommes. Mais cette différence pourrait être liée aux écarts d'espérance de vie, les femmes vivant en moyenne plus longtemps (85,5 ans pour les femmes et 79,3 ans pour les hommes en France en 2014).

Chaque année on en dénombre 160 000 nouveaux cas en France.

Cette maladie est la 4e cause de mortalité en France après les cancers, les maladies cardio-vasculaires et les morts violentes (accidents, crimes, suicides) et représente 2 % des décès.

Dans le monde

Au total, 25 millions de personnes souffrent de la maladie d'Alzheimer et ce nombre pourrait atteindre 42 millions en 2020 et 81 millions en 2040.

Autres données concernant la maladie d'Alzheimer

- 60 % des personnes atteintes d'Alzheimer souffrent de problèmes d'orientation, de perte de repères, de déambulation ou d'errance.
- 50 % des malades souffrent de troubles alimentaires.
- 30 % environ des malades souffrent de perte de poids avant la confirmation des premiers symptômes d'Alzheimer.

La durée de vie après la confirmation de la maladie est d'environ dix ans mais l'expérience a montré que certaines personnes pouvaient vivre une vingtaine d'années avec Alzheimer (la durée de vie varie en fonction de nombreux facteurs tels que l'âge de la personne au moment du diagnostic, l'évolution de la maladie, la condition physique de la personne, etc.).

Sources

- http://www.francealzheimer.org/combat-france-alzheimer-en-chiffres/691
- http://www.maladiedalzheimer.com/statistiques-alzheimer.html
- http://www.inserm.fr/thematiques/neurosciences-sciences-cognitives-neurologie-psychiatrie/dossiers-d-information/alzheimer
- http://www.inserm.fr/layout/set/print/thematiques/neurosciences-sciences-cognitives-neurologie-psychiatrie/dossiers-d-information/alzheimer

Première partie

Mieux comprendre la maladie

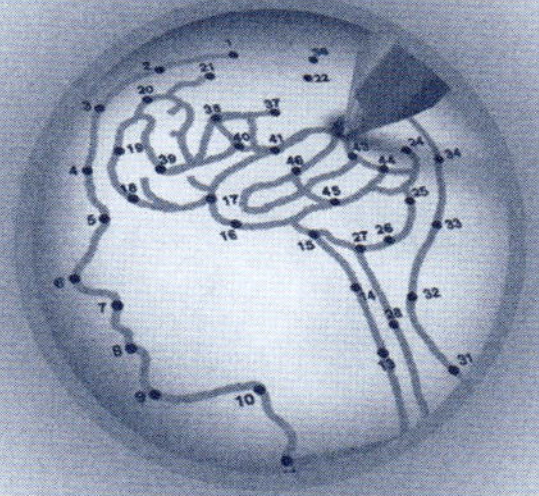

Les questions les plus courantes

Dans notre métier de soignant, nous devons être à l'écoute des familles et leur apporter du réconfort. Leurs questions sont nombreuses et fréquentes, elles portent sur la maladie elle-même, son évolution mais principalement sur le bien-être de leur proche.

Nous avons le devoir de répondre très clairement à toutes ces questions, c'est l'objet de la première partie de cet ouvrage.

Comment attrape-t-on la maladie d'Alzheimer ?

Question à laquelle je ne pourrai pas apporter de réponse si ce n'est que la maladie d'Alzheimer n'est pas contagieuse. Elle ne ressemble en rien à une maladie virale comme la grippe, par exemple, c'est une dégénérescence du cerveau propre à chacun. Vous n'avez donc aucun risque d'être contaminé si vous côtoyez une personne atteinte de cette maladie. Or, le diagnostic de cette terrible maladie anéantit le moral de toute la famille, a tendance à éloigner beaucoup d'amis par peur et manque de connaissances. Il faut au contraire soutenir moralement le malade, cela ne peut lui être que bénéfique.

La maladie d'Alzheimer touche-t-elle essentiellement les « intellectuels » ?

La sollicitation de la mémoire serait-elle la cause essentielle de cette maladie ? Ces idées reçues sont bien évidemment fausses. Dans les deux unités où j'exerce, il n'y a pas que des résidents « intellectuels ». Les malades dont j'ai la charge ne sont pas issus uniquement de grandes écoles, ni de catégories sociales élevées mais de milieux professionnels et sociaux différents : directeur de société, maçon, gérante d'un salon de coiffure, assistante maternelle, agricultrice, etc.

Combien de temps dure cette maladie ?

La maladie d'Alzheimer dure en moyenne une dizaine d'années, cela dépend de l'état général du malade. Les résidents dont nous nous sommes occupés ont séjourné dans l'établissement entre dix et douze ans avant d'atteindre la cinquième et dernière phase de la maladie. Nous l'avons observé dans notre service, à partir des rapports établis par les médecins après chaque visite et communiqués aux proches.

Peut-on guérir la maladie d'Alzheimer ?

Nous, les soignants, ne pouvons pas répondre à cette question, nous ne l'esquivons pas, mais cela sort de notre compétence. Évidemment nous comprenons la détresse des personnes qui cherchent des réponses à ce genre d'interrogation. Nous leur conseillons de se rapprocher de leur médecin traitant ou de spécialistes de la maladie d'Alzheimer pour avoir des informations plus précises sur le plan médical. Ce que nous pouvons dire c'est qu'actuellement des médicaments sont prescrits pour ralentir l'évolution de la maladie mais qu'ils ne peuvent pas la guérir. Beaucoup de chercheurs travaillent à mieux connaître le cerveau et les causes de cette maladie, des pistes sont à l'étude, mais les recherches sont très complexes.

Les différentes phases de la maladie ont-elles la même durée ?

La maladie d'Alzheimer évolue en cinq phases qui n'ont pas la même durée.

Les trois premières sont les plus longues. Le patient possède encore beaucoup d'énergie ; il a un très bon appétit, ce qui lui permet de mieux combattre la maladie, celle-ci n'étant pas à un stade avancé et critique. La quatrième et la cinquième phase évoluent plus rapidement. À ce stade, le patient a beaucoup moins d'appétit, il perd des forces, ce qui entraîne une évolution plus rapide de la maladie.

Mais la durée des phases n'est pas non plus la même pour tous les malades, cela dépend de leur état général.

La phase finale est vraiment la plus courte. En général le malade ne peut plus ni manger ni boire, il s'affaiblit très rapidement et le décès survient en moyenne au bout de trois semaines.

Mais dans notre unité nous avons observé des cas différents.

Le premier concerne une résidente dont la fin de vie fut très longue et s'étala sur une période de deux mois. Comme elle refusait tous les aliments qu'on essayait de lui faire prendre il fallut la perfuser pendant deux mois pour éviter la déshydratation.

Le second est assez rare. La résidente nous a quittés en une semaine. Du jour au lendemain elle a refusé toute nourriture solide ou liquide et a cessé de communiquer avec son entourage. Ayant perdu toutes ses forces et ne pouvant plus marcher, elle fut alitée et décéda dans le courant de la même semaine. Cette rapidité surprit l'ensemble du personnel.

Durant cette période critique le médecin avertit la famille de la situation afin qu'elle se prépare psychologiquement, surtout si la famille est éloignée et n'a pas vu le malade depuis longtemps.

Comment se traduit le passage d'une phase de la maladie à une autre ?

Le changement de phase s'effectue de façon progressive. Le comportement du malade change de manière significative. Par exemple, celui qui s'exprimait de façon compréhensible perd peu à peu le langage, celui qui mangeait seul a besoin d'être aidé par les soignants un jour sur trois puis un jour sur deux puis à tous les repas (passage de la phase 2 à la phase 3). Ou bien celui qui déambulait se met à tomber fréquemment (passage de la phase 3 à la phase 4).

Les changements les plus marquants concernent l'incontinence, quand des résidents bien soignés et coquets se retrouvent souillés et ne savent que

faire, car ils ne comprennent pas ce qui leur arrive. Cela peut se produire une fois tous les quinze jours puis une fois par semaine, deux fois par semaine jusqu'au moment ou nous devons les prendre continuellement en charge.
Les malades n'ont pas vraiment conscience de ces changements de phase, sauf au début où ils expriment leur désarroi par ces quelques mots : « Je ne sais pas ce qui m'arrive, mais je ne suis plus comme avant. »

Les malades ont-ils tous le même comportement ?

On observe deux types de comportement : l'un est propre à chaque malade, l'autre est commun à tous les patients.

1) Le comportement individuel

   Bien souvent la maladie accentue un trait de caractère de la personne. Ainsi une personne gourmande aura tendance à porter les objets à la bouche, une personne au caractère fort et contestataire sera plus agressive, une personne avenante et douce plus docile, une personne indépendante et active sera un malade fuyant. Le caractère transparaît tout au long de la maladie.

   Le comportement du malade, mais aussi les informations fournies par la famille, nous permettent de deviner sa personnalité antérieure, son mode de vie et de mieux adapter notre comportement à son égard. Nous avons donc un éventail de comportements à gérer car certains résidents sont très agressifs, d'autres calmes, certains portent tout à la bouche, d'autres sont dépressifs ou cherchent leurs proches toute la journée. Et dans l'ensemble tous font preuve d'agressivité.

2) Les symptômes communs à tous les malades, que j'appelle « les symptômes obligés de la maladie »

   Tous les malades atteints de la maladie d'Alzheimer, quels que soit leur âge, leur caractère ou leur mode de vie présenteront ces symptômes au cours de la maladie : l'oubli, l'incontinence, l'aphasie, la perte de la mobilité et de l'autonomie.

   Pour les familles, la régression d'un proche est très difficile à vivre. Elles éprouvent un sentiment de gêne et de culpabilité, s'excusent auprès de nous du comportement de leur proche.

Voici deux exemples.

- Simone, résidente du service depuis deux ans, ne nous posait aucun problème. Elle était d'une gentillesse extraordinaire. La toilette, les douches se passaient sans aucun souci, elle avait même tendance à y participer. Pendant la journée elle déambulait, sans agresser les autres résidents. Simone participait à toutes sortes d'animations, elle aimait surtout danser.

  Avec l'évolution de la maladie elle est devenue très irritable, elle s'énerve dès que nous lui adressons la parole, nous insulte, ne veut rien entendre, refuse la toilette. Elle est même devenue très agressive à l'égard des autres résidents.

Le cas de Raymonde est assez comparable à celui de Simone.

- Raymonde, résidente de l'unité depuis environ six ans, était une personne très agréable à vivre. Elle était très souriante et pleine d'humour. Elle nous racontait souvent des petites blagues. Raymonde était très coquette, prenait soin d'elle et adorait la douche.

  Le temps a passé, la maladie a fait son chemin, Raymonde est devenue une résidente très agressive envers le personnel. Au moment de la toilette elle est très difficile à prendre en charge et même parfois ingérable. Elle nous donne des coups de pieds, des claques, cherche à nous mordre, hurle aussi dans la salle de bain. Quand elle n'est pas souillée nous la laissons tranquille, mais dans le cas contraire, il faut être deux agents pour la maîtriser.

La progression de la maladie change le caractère et le comportement d'un individu à son insu. Ce changement se traduit en particulier par de l'agressivité.

Ainsi, dans les deux unités où j'exerce, sur vingt-huit résidents quinze ont un comportement agressif assez sévère.

Les malades souffrent-ils ?

Lorsque le diagnostic de la maladie d'Alzheimer est posé l'incompréhension est grande. Le patient souffre moralement, il déprime, devient irritable. Son sommeil est perturbé. Il refuse le

diagnostic car les premiers symptômes de la maladie, essentiellement l'oubli, sont très espacés, donc pour lui tout va bien.
La réaction la plus rare qui m'ait été signalée est celle de Roger qui s'est documenté sur la maladie, afin d'en connaître l'évolution, de savoir ce qu'il allait devenir.
Cette interrogation ne se pose que dans la première phase de la maladie, quand les facultés intellectuelles ne sont pas touchées. On assiste à une lutte acharnée entre l'individu et la maladie jusqu'au début de la deuxième phase.
À partir de la deuxième phase la personne n'est plus consciente de cette souffrance psychologique sauf lors de brefs moments de lucidité. Elle se déconnecte de la réalité de la vie, se retrouve dans un autre monde, parallèle au nôtre.
Cette maladie ne provoque aucune douleur physique comme c'est le cas par exemple pour l'arthrose, la migraine, le mal de dos, etc.

? Les malades se rendent-ils compte de leur état ?

Au début de la première phase de la maladie les personnes se rendent compte de leur situation mais refusent la réalité. Elles s'inquiètent secrètement.
Si elles ont été placées en institution elles interpellent le personnel soignant pour savoir où elles se trouvent, ce qu'elles font dans ce lieu inconnu, quand leurs proches vont venir les chercher. Elles essaient de déverrouiller les portes, elles cherchent à s'enfuir. Leur souffrance et leur angoisse sont très fortes. Puis elles se calment et se croient chez des amis jusqu'à ce qu'une nouvelle crise d'angoisse survienne.
Durant la deuxième phase les malades changent de comportement sans en avoir vraiment conscience. Ils commencent à vivre dans leur passé, oublient le présent, ne se rendent plus compte de leur état. Ils s'interrogent parfois sur ce qui leur arrive puis ils passent à autre chose.
À la fin de la deuxième phase ils ne se rendent plus compte de leur mode de vie, ils errent dans un autre monde dont nous n'avons point connais-

sance, ne ressentent plus ni joie, ni peine, ni douleur, sauf dans de brefs moments de lucidité où leurs réactions sont cohérentes.
Ces deux étapes une fois franchies, la situation ne changera plus jusqu'à la fin de la maladie. La souffrance sera pour les proches.

? Comment les malades vivent-ils leur sexualité ?

La sexualité reste un sujet tabou en institution, un peu comme si elle n'existait pas, que la personne malade n'éprouvait plus aucun désir sexuel. Le besoin existe, certaines personnes en institution éprouvent encore des envies sexuelles et des sentiments, comme pendant leur jeunesse. Nous sommes souvent confrontés à ce problème et à des situations délicates à gérer.
La sexualité reste très présente au cours des premières phases de la maladie, surtout chez les personnes portées sur le sexe. Mais cela ne concerne pas tous les résidents.
Cela se manifeste durant la toilette. Lorsqu'une femme fait la toilette d'un homme cela peut provoquer chez lui une érection. Certains hommes se sentent gênés mais d'autres au contraire apprécient que la toilette soit faite par une femme. Lorsque les soins sont réalisés par un homme ce genre de situation embarrassante ne se produit jamais. Les hommes tiennent aussi volontiers des propos grivois.
Prenons le cas d'Arthur qui est un homme très élégant et très charmeur auprès des résidentes et aussi des soignantes.
Arthur est aujourd'hui au deuxième stade de la maladie. Il est très souvent dans la confusion, mais chez lui l'appétit sexuel est toujours présent. Nous devons surveiller son comportement avec les dames car il est très empressé (gestes tendres, massage des épaules, promenade main dans la main dans le couloir). À la moindre occasion, il n'hésite pas à les déshabiller et à les caresser. Le soir au coucher, il demande aux soignantes, avec la plus grande courtoisie, de lui tenir compagnie la nuit. Arthur n'a pas conscience que ses gestes sont déplacés, il n'en réalise pas la gravité.
Le comportement des femmes est différent. Elles sont plus discrètes, ne manifestent pas leurs besoins de façon apparente. Elles parlent très peu

de sexualité. Le personnel masculin se trouve très rarement en difficulté lors de la toilette d'une résidente. Elles savent aussi se défendre lorsqu'un résident se fait trop pressant.
Le cas de Marianne est une exception. Actuellement dans la deuxième phase de la maladie elle exprime plus manifestement sa sexualité. Par exemple elle danse en se caressant les seins, se déhanche de manière très sensuelle, se trémousse en présence d'un homme, sollicite des gestes tendres au moment de la toilette et parfois se masturbe en public.
À partir de la troisième phase de la maladie, la sexualité n'est plus perceptible chez les femmes, elles ne l'expriment plus, mais elle existe parfois encore chez les hommes sous forme de petites érections pendant la toilette. Ensuite les fonctions mentales du malade étant très diminuées, les sentiments d'amour, de tendresse et de sexualité comme toutes les autres fonctions de la vie quotidienne, sont effacés.

Quand et comment prendre la décision d'un placement en institution ?

Très souvent le placement n'est pas un souhait, mais une obligation. Au début, les familles averties de la maladie de leur proche ne s'imaginent pas toutes les difficultés qu'elles vont rencontrer. C'est au cours de la deuxième phase de la maladie, quand le proche devient agressif et violent, quand sa sécurité et celle de son entourage sont menacées, que les familles commencent à réfléchir à un placement en institution. Elles s'informent auprès de leur médecin traitant, pèsent le pour et le contre d'une prise en charge adaptée, d'un suivi médical approprié.
Quand il y a plusieurs enfants, certaines familles essaient dans un premier temps de pratiquer la garde alternée du malade, ce qui assure un peu de repos et de liberté aux aidants. Mais lorsque leur fatigue devient trop importante le placement en institution s'impose.
Cependant la décision de placement est souvent mal vécue par les familles qui éprouvent un sentiment de révolte et aussi de culpabilité. Elles redoutent d'être critiquées par les autres, même par la famille ou les amis, d'être traités de femme ou de mari indignes.

C'est pourquoi le jour de l'entrée dans l'établissement les soignants et la psychologue mettent tout en œuvre pour rassurer la famille et atténuer sa tristesse.

Comment les familles vivent-elles ensuite le placement en institution ?

Généralement bien, car les familles nous font confiance, sont sensibles à nos attentions, aux soins que nous apportons à leur proche. Cependant pour certaines familles, c'est une vraie déchirure, une souffrance difficile à surmonter. Nous nous en apercevons à la fin des visites quand le malade imagine qu'il va rentrer chez lui et qu'il faut se séparer. Cette attitude est comparable à celle d'une mère qui rend visite à son enfant hospitalisé et qui ne veut plus quitter la chambre au moment de partir. Dans ce cas-là nous proposons au résident une petite animation pour faire diversion et permettre aux proches de partir sans trop de peine. Les enfants des malades, en particulier, acceptent plus difficilement le placement. Bien que conscients des avantages que celui-ci présente sur le plan médical, ils refusent cette décision pour des raisons affectives. Ils ont le sentiment d'abandonner, de rejeter un parent qui les a élevés et qui a fait des sacrifices pour eux.

Ce sentiment de culpabilité persiste tout au long de la maladie de leur parent, même quand celui-ci ne les reconnaît plus. Il peut être dirigé contre nous et se traduire par des reproches concernant les repas, les soins, la façon d'habiller leur proche, l'entretien des locaux.

Ces remarques sont très blessantes pour nous, soignants, qui donnons le meilleur de nous-mêmes pour satisfaire la famille et faire en sorte que le résident se sente bien dans notre unité. Notre cadre de santé, dans ces moments difficiles pour nous, trouve toujours les mots justes pour valoriser nos efforts et, au cours de réunions d'équipe, notre psychologue nous soutient et nous explique les raisons d'un tel comportement. Nous devons accepter ces situations délicates avec philosophie et poursuivre notre travail.

À ce sentiment de culpabilité s'ajoutent les problèmes de financement et la recherche d'une place en institution. Finalement les enfants n'acceptent le placement que lorsque la situation n'est plus gérable et que le maintien à domicile est devenu trop onéreux ou insupportable ou impossible.

Dans l'ensemble, le placement en institution est positif pour la majorité des familles dans les deux unités dont j'ai la charge. Les familles sont très présentes auprès de leur proche. Elles leur rendent visite un week-end sur deux, quelquefois en semaine après le travail. Pendant la période des fêtes, elles les prennent chez elles pour les repas en famille. Elles fournissent tout ce dont leur proche a besoin, produits de toilette, vêtements, rien ne manque. Elles s'occupent parfois de l'entretien du linge. La présence des familles est donc primordiale.

Souvent, après le décès d'un proche, la famille adresse un courrier de remerciement pour les soins prodigués par les soignants. Cela nous permet d'avancer et nous encourage dans notre travail.

Cependant, nos efforts pour rassurer et déculpabiliser les familles ne suffisent pas toujours. En voici un exemple.

Angelo, actuellement au deuxième stade de la maladie avait été placé dans notre unité. Sa femme venait lui rendre visite au moment des repas pour l'inciter à manger, ce qu'il faisait seul, très lentement. Mais au bout d'une semaine elle a décidé de le retirer de l'établissement. Au cours d'un bref entretien avec l'administration elle a exprimé son sentiment de culpabilité d'avoir placé son mari. Et reconnu n'avoir ni la force, ni le courage d'accepter une telle situation. En effet, le soir, l'absence de son mari lui devenait insupportable. Malgré toutes les difficultés elle a opté pour le retour au domicile.

Quel est le rôle du soignant en unité Alzheimer ?

Être soignant dans une unité de personnes atteintes de la maladie d'Alzheimer demande beaucoup de patience, de maîtrise de soi, d'attention et d'énergie. La maîtrise de soi est très importante car la fatigue et l'épuisement peuvent engendrer involontairement des actes de maltraitance physique ou verbale. Les patients Alzheimer nous poussent dans nos derniers retranchements jusqu'à l'épuisement. Ils nous sollicitent tout au long de la journée, nous posent des centaines de fois la même question, se bousculent, se bagarrent, cherchent à sortir, ce qui nécessite une vigilance constante de notre part.

Notre cadre de santé, très professionnelle et vigilante avec le personnel dans ces moments d'épuisement, nous oriente alors vers un poste dans un service d'EHPAD, service très dur physiquement, mais nerveusement plus gérable et qui nous permet de décompresser.

Notre rôle de soignant est aussi principalement centré sur le maintien de l'autonomie des résidents, indispensable pour qu'ils puissent conserver les gestes de la vie quotidienne (se laver, s'habiller, manger seuls, etc.) ce qui leur permet de mieux combattre la maladie et de surmonter cette épreuve si difficile à vivre.

Nous faisons de notre mieux pour qu'ils ne se sentent pas prisonniers dans cette unité protégée. Pour cela nous employons tous les moyens à notre disposition afin de les divertir pendant la journée (animations, chants, danses, sorties extérieures, etc.). Notre objectif principal est surtout de veiller à leur bonne hygiène de vie.

Nous refusons catégoriquement de les voir assis sur une chaise sans bouger de la journée, déambuler sans but précis, ou rester dans leur chambre du matin au soir.

C'est pourquoi nous suivons des formations animées par des sociétés extérieures ou par les médecins de l'hôpital pour être toujours plus opérationnels. Ces formations portent sur les thèmes suivants : connaissance de la maladie d'Alzheimer, accueil des résidents et de leurs familles, animations, projets de vie, etc.

Quelles sont les difficultés rencontrées dans notre travail quotidien ?

Les difficultés sont multiples.

La toilette est un moment difficile car la plupart des personnes atteintes de la maladie d'Alzheimer, à partir de la deuxième phase, perçoivent le contact physique comme une agression.

Notre prise en charge de la toilette dépend beaucoup de l'humeur du patient : une semaine il peut être calme et la semaine suivante très agressif, ce qui nécessite l'intervention de deux soignants. Si le patient refuse la toilette le matin, nous n'insistons pas, nous faisons une nouvelle tentative l'après-midi ou simplement une petite toilette intime avant le coucher.

Vers 17 heures, nous changeons les protections. C'est un moment difficile en hiver car à la tombée de la nuit les patients sont angoissés.

Ils sont pour la plupart debout, déambulent dans les couloirs, recherchent notre présence. Nous isolons les résidents les plus angoissés et discutons avec eux pour les calmer autant de fois que nécessaire.

Le coucher aussi est un moment difficile car les personnes atteintes de la maladie d'Alzheimer dorment très peu et déambulent beaucoup la nuit. Certaines refusent de se coucher et errent dans les couloirs ou entrent dans les chambres des autres. Ceux qui étaient couchés se relèvent alors et les rejoignent dans le couloir.

Un résident est capable d'en réveiller trois autres et de perturber le sommeil de ceux qui dorment. C'est épuisant pour le personnel de nuit.

Les agents de nuit ont mis en place le bain thérapeutique, méthode en général très efficace. C'est un bain moussant dans lequel le résident déambulant reste une demi-heure en écoutant de la musique douce. Il passe ensuite une nuit calme et son comportement est plus agréable le lendemain.

Les repas sont le moment le plus éprouvant. La patience s'impose car certains résidents commettent à table des actes incontrôlés.

Le midi et le soir, il est impossible de dresser la table avant le repas car les résidents enlèvent tout. Nous ne pouvons pas non plus les installer à table avant le repas, comme cela se pratique dans les EHPAD car la plupart ne restent pas assis plus de cinq minutes à table, ils ne pensent qu'a déambuler dans les couloirs. Pour contrôler la situation, nous mettons le repas sur la table, nous installons les résidents devant leur assiette et nous leur donnons leurs couverts. En principe pendant qu'ils mangent ils restent assis mais il nous arrive de courir après l'un d'eux qui est parti déambuler dans un couloir.

Pendant le repas nous devons surveiller le comportement de chacun car un résident peut avoir son assiette devant lui et manger dans celle de son voisin, remplir son verre de nourriture ou renverser l'assiette sur la table. Malgré notre réactivité et nos réprimandes les mêmes gestes peuvent se reproduire plusieurs fois. Il faut sans cesse répéter la même chose.

Nous devons aussi aider (et parfois obliger) les résidents qui ne peuvent plus manger seuls à tenir le couteau et la fourchette et les empêcher de manger avec les mains. Il nous arrive parfois de céder à leur exigence, car c'est la seule façon d'agir pour qu'ils puissent se nourrir.

Il faut veiller à ce que tous mangent et boivent en quantité suffisante, et pour cela il faut les stimuler mais nous ne pouvons pas les forcer à manger car ce serait considéré comme un acte de maltraitance. C'est un cas de conscience pour nous, soignants.

Nous demandons aux familles les goûts de leur proche ce qui nous permet de mieux gérer leur alimentation et d'éviter qu'ils refusent de manger. Nous insistons aussi sur les aliments sucrés qui « passent » beaucoup mieux que les aliments salés.

Cependant au cours de la maladie, surtout à partir de la troisième phase, le patient maigrit et perd beaucoup d'énergie même s'il s'alimente correctement, c'est un symptôme de la progression de la maladie. Cet amaigrissement apparaît sur les relevés de poids établis au début de chaque mois, mais il est perceptible car les patients flottent dans leurs vêtements.

La prise de médicaments pose aussi un réel problème, elle est assurée par le personnel soignant.

Nous observons le comportement des résidents dès leur entrée dans le service. Certains acceptent leur traitement sans aucune résistance. D'autres le refusent catégoriquement, car ils ne se sentent pas vraiment malades et usent de divers stratagèmes pour ne pas prendre leurs médicaments, comme par exemple les mettre dans leur poche ou dans le tiroir de la table de nuit. Véronique avait même l'habitude de cacher ses comprimés dans de la mie de pain et de les jeter aux oiseaux par la fenêtre !

Dans ces cas précis, pour assurer une bonne prise, les infirmiers écrasent les médicaments et les mélangent à un jus de fruit ou à un aliment sucré.

Nous devons donc adapter la prise des médicaments au comportement des malades.

L'agitation des personnes atteintes de la maladie d'Alzheimer doit être gérée par des activités qui leur permettent de calmer leurs angoisses, de canaliser leur énergie et de faire travailler leur mémoire.

Elles doivent tenir compte des capacités de chacun. C'est pourquoi nous organisons une réunion de synthèse avec médecin, psychologue, cadre de santé, AMP, aides-soignants hôteliers dès l'entrée d'un résident. Nous évaluons toutes ses capacités et définissons la méthode à suivre pour qu'il ne se sente pas enfermé en institution, mais intégré dans un lieu de vie.

Une activité ne doit pas être juste un moment de plaisir ou de distraction. Elle doit à la fois stimuler la mémoire et favoriser l'autonomie. Souvent les résidents veulent nous aider à mettre la table, à essuyer la vaisselle, à balayer le salon, ces pratiques constituent une activité.

Nous organisons des activités individuelles et des activités de groupe. L'activité individuelle est un moment privilégié pour un résident accompagné d'un soignant. La concentration et la participation demandent beaucoup d'efforts surtout pour les malades au troisième stade de la maladie qui ont perdu les automatismes.

Mais une activité individuelle ne doit en aucun cas mettre le résident en difficulté. Elle doit être pratiquée dans le calme afin qu'il se sente à l'aise. Il faut capter son attention pour que l'activité soit réussie. Nous proposons des activités simples, lecture d'un conte, écoute de musique douce, promenade dans le jardin pour le calmer lorsqu'il est agité.

L'activité de groupe permet de créer une ambiance de vie au sein de l'unité, une atmosphère amicale, de faire oublier les angoisses provoquées par la maladie, d'éviter l'ennui.

Elle ne doit pas réunir plus de cinq à six personnes à la fois et ne doit pas durer plus de vingt à trente minutes. Sinon il y a toujours un participant qui se retire du groupe puis un autre et finalement l'activité s'interrompt. Il ne faut pas insister pour éviter de déclencher de l'agressivité.

En général lire un document ou le journal, regarder une émission de télévision (sur les animaux par exemple) permet de capter l'attention

d'un groupe plus nombreux et de faire participer des personnes à des stades différents de la maladie. Certaines participent, posent des questions, s'interrogent, ont le sentiment que leur vie retrouve un sens.
Si pour une raison quelconque un ou plusieurs résidents s'agitent nous divisons le groupe en deux pour faire retomber la tension.
Les activités qui créent beaucoup d'ambiance sont la danse et les chansons des années 1930 et 1940. La plupart des résidents dansent le tango, la valse et la salsa, ils retrouvent les pas de danse, se souviennent des paroles des chansons, ils se libèrent et oublient un moment la maladie. Souvent, dans ces moments, les souvenirs de jeunesse refont surface, les bals musettes dans les villages, les bals du 14 juillet, les rencontres, etc.
Ceux dont la maladie est plus avancée participent aussi à toutes les activités que nous mettons en place. Certains ont beaucoup de difficultés à s'exprimer, à communiquer. Mais la concentration et parfois la joie se lisent sur leurs visages, ils sourient et leurs yeux pétillent. Ces activités stimulantes permettent de ralentir l'évolution de la maladie.
Une catégorie de résidents, les dépressifs, pose problème au moment des activités. Il nous faut être patients, discuter, argumenter pour qu'ils acceptent de participer. Et très souvent ils reviennent des activités avec un visage radieux. Ils nous remercient d'avoir chanté, dansé et tous sont prêts à recommencer. Mais comme ils oublient vite nous sommes obligés de renégocier pour les activités suivantes.
Au sein de l'unité nous avons trois activités spécifiques réalisées par des professionnels et destinées aux résidents qui sont encore capables de concentration, d'écoute et de participation active (phases 1 et 2 de la maladie). Il s'agit de la gymnastique douce, de la musicothérapie et de la cuisine thérapeutique.
La cuisine, activité qui se déroule une fois par mois avec un ergothérapeute, est très appréciée par les résidents parce qu'ils confectionnent des gâteaux.
Organiser des jeux de société nous pose le plus de problèmes, la mise en place de cette activité est très compliquée car les résidents oublient les règles des jeux.

Prenons l'exemple du jeu des petits chevaux. La règle du jeu ne leur pose aucun problème. Ils comprennent qu'il faut lancer les dés puis déplacer les chevaux, mais la difficulté vient de la pratique. Ils lancent un dé ou deux selon leur envie. La lecture des chiffres se fait au hasard. Le deux peut être un quatre, le quatre peut devenir un six, ils disent ce qui leur passe par la tête. Le déplacement des chevaux se fait aussi au hasard : cinq cases au lieu de trois ou dix au lieu de six.

Nous retrouvons les mêmes difficultés pour jouer aux dominos, jeu qui pourtant passionne les résidents.

Malgré tout, nous devons les féliciter de leur participation car les compliments leur procurent une grande satisfaction et le sentiment d'exister.

Avec les résidents alités nous procédons de façon tout à fait différente. Nous nous installons à leur chevet, leur caressons les mains, les cheveux, ces gestes leur montrent qu'ils ne sont pas seuls. Nous leur lisons des contes afin de marquer notre présence verbalement, ce qui leur permet de nous identifier. Ces petits gestes de réconfort leur procurent une sensation de bien-être.

Nous organisons aussi des sorties à la mer ; car transporter les résidents dans un autre cadre de vie est bénéfique et modifie leur comportement : meilleur appétit, déplacement plus fluide, moins de gémissements et plus de coopération.

Ces sorties en dehors de l'établissement se font avec l'accord du médecin et des familles et nécessitent une bonne organisation. Nous sommes quatre accompagnants pour six résidents.

? Que faire pour améliorer les conditions de vie en institution ?

Dès le placement du résident en institution, nous conseillons aux familles de lui rendre visite le plus souvent possible et de lui expliquer les raisons du placement, même si son état de santé ne lui permet pas toujours de comprendre. Les premières visites doivent être régulières, un jour précis de la semaine afin de lui donner un repère.

Nous conseillons aux proches d'apporter des objets personnels auxquels le malade est plus ou moins attaché, d'accrocher des photos-souvenirs au mur de la chambre afin de créer un petit univers familial, de lui confier des albums de photos qu'il pourra feuilleter.

Tous ces petits conseils qui paraissent anodins permettent une très bonne intégration du résident. Cela permet aussi de créer une relation de confiance entre nous, la famille et lui.

Avec l'évolution de la maladie, nous conseillons aux familles certaines méthodes de prise en charge de leurs proches au moment des visites. Par exemple les emmener se détendre dans le jardin, leur faire une petite lecture, les inviter à une réunion de famille, rester en contact avec eux, participer de temps en temps aux animations.

Ainsi les familles se sentent utiles, elles ont l'impression de faire du bien à leur proche. Mais plus les années passent, plus la prise en charge se complique et certaines familles se découragent.

Ainsi la femme de Roger nous dit un jour lors d'une visite : « Je me demande pourquoi je viens le voir, car à chaque visite il se contente de me dire : "Tu es venue me voir" et s'en va sans se préoccuper de ma présence. »

Nous l'avons rassurée en lui disant que cette visite faisait plaisir à Roger mais qu'il ne pouvait pas l'exprimer. Qu'il ne fallait pas baisser les bras, que les visites l'aidaient à se battre contre sa maladie, que cela atténuait ses phases de dépression.

Après les visites les malades sont souvent perturbés. Ils déambulent sans arrêt, cherchent à ouvrir les portes des chambres, secouent les poignées des portes d'entrée et cela pendant quelques heures avant de se calmer. Ils expriment ainsi leur mécontentement de se retrouver seuls. Ils cherchent leurs proches, que la famille leur manque, qu'ils se sentent abandonnés.

Quelles sont nos relations avec les familles ?

Nous entretenons de bonnes relations avec la plupart des familles. Elles reconnaissent la difficulté de notre travail, nous encouragent à continuer dans cette profession, et nous félicitent du bien-être que nous apportons à leur proche.

Ces bonnes relations permettent une meilleure prise en charge du résident, car nous connaissons mieux son passé, ses habitudes et accomplissons plus sereinement notre mission.
Certaines familles nous font parfois des petits cadeaux (boîtes de chocolats, gâteaux faits maison, etc.), mais aussi quelques confidences. Par exemple la femme de Gaston qui me dit un jour lors d'une visite :
« Jacques, je suis désolée de la charge de travail que mon mari vous fait subir, car j'ai vécu moi aussi des moments très difficiles depuis sa maladie (Gaston est un résident difficile à maîtriser). Aujourd'hui je revis, je suis beaucoup moins fatiguée mais Gaston me manque à la maison. » Après l'avoir rassurée sur la bonne intégration de son mari dans l'établissement elle me fit la bise en guise de remerciement pour les soins que je prodiguais à son époux.
Ou encore cette remarque qu'une famille nous fit un jour et qui nous a beaucoup touchés :
« Vous savez, tous les résidents dont vous vous occupez font indirectement partie de votre famille, vous prenez soin d'eux jour et nuit, vous vivez auprès d'eux presque vingt-quatre sur vingt-quatre. Nous, nous ne sommes que de passage lors d'une visite, ils oublient notre prénom, quelquefois notre visage, voire même notre lien de parenté. Mais votre voix, votre présence les mettent en confiance. S'ils ont une crise d'angoisse ou un moment de déprime, vous êtes les premières personnes à pouvoir les rassurer. »
Tous ces moments forts nous touchent, nous réconfortent et nous donnent envie de persévérer dans ce métier.
Mais tous les résidents dont nous nous occupons n'ont pas la chance d'être choyés par leur famille. Certains, une fois placés, ne reçoivent plus de visite. Les contacts des familles avec le médecin ou le personnel soignant se font part téléphone. Nous devons fournir aux résidents les vêtements et produits de toilette dont ils ont besoin, souvent donnés par les familles dont le proche est décédé.
Ce manque d'intérêt des familles pour leur proche provient souvent d'un différend familial, parfois dramatique ou de l'éloignement géographique.

La maladie évolue-t-elle différemment lorsque le malade reste dans son milieu familial ?

Le malade est pris en charge et soigné de la même façon qu'il soit chez lui ou placé en institution. On pourrait donc dire que la maladie évolue de la même manière.

La différence concerne les personnes qui s'occupent de lui.

Soigner un malade Alzheimer est une tâche très difficile qui demande beaucoup de maîtrise de soi, émotionnelle et nerveuse, de courage et de patience.

En institution nous n'avons aucun lien personnel avec les malades que nous soignons.

Bien sûr, nous nous attachons à eux mais ce ne sont pas des liens familiaux. Et puis nous ne nous occupons pas d'eux tout le temps, nous avons la possibilité de faire une coupure pendant nos repos ou nos congés annuels pour reprendre de l'énergie, ce qui n'est pas souvent le cas des personnes qui soignent leur malade.

Nous avons aussi reçu une formation, acquis des méthodes de travail, nous avons de l'expérience, nous sommes des soignants. Ceux qui s'occupent de leurs proches sont des aidants.

Ils se trouvent confrontés à des situations nouvelles qu'ils doivent apprendre à gérer.

1) **L'acceptation de la maladie** : accepter le changement de comportement de leur proche, la dégradation au cours de la maladie, découvrir la nudité du père ou de la mère, inverser les rôles parents/enfants et aussi pouvoir assurer les soins. Des situations difficiles et mal contrôlées peuvent avoir des conséquences irréparables.

2) **Le bouleversement des relations familiales** : soigner un malade chez soi entraîne un bouleversement complet de la vie familiale. Le malade occupe une place très importante au sein de la famille et devient un élément perturbateur par son comportement et les soins qu'il exige.

   L'aidant, involontairement, délaisse son conjoint ou sa conjointe car la prise en charge d'une personne atteinte de la maladie d'Alzheimer est très lourde et exige une présence de jour comme de nuit. La fatigue, l'énervement, l'angoisse s'installent et risquent d'ébranler la vie d'un couple.

3) **L'isolement** : pendant la première phase de la maladie les relations ne posent pas de problème car le malade reste plus ou moins sociable et ne perturbe pas son entourage.
Mais au cours de la deuxième phase la situation se complique car la personne malade commence à déambuler, s'empare de tout ce qu'elle voit, tient des propos incohérents. Les conséquences pour les proches se font alors ressentir, ils sortent moins, sont de moins en moins invités par leurs amis, ils sont mis à l'écart, ils s'isolent. Cela est d'autant plus éprouvant que l'aidant n'a souvent plus personne à qui se confier, exprimer sa douleur et sa fatigue.
4) **L'épuisement :** l'aidant se jette à corps perdu dans les soins au malade, finit même par ne plus penser à lui, s'épuise et dans 30 % des cas développe une dépression grave. De plus, le surmenage conduit parfois à des actes de violence non intentionnels mais que la loi considère comme des actes de maltraitance et qui, s'ils sont constatés, exigent un placement d'urgence du malade en institution.
Si l'aidant est âgé il arrive qu'il décède à cause de l'épuisement avant la personne qu'il soigne et celle-ci est alors placée en institution.

Et pourtant soigner son proche est un choix. Il peut s'imposer pour des raisons financières ou par manque de structures d'accueil ; mais aussi pour des raisons affectives quand le placement en institution est vécu comme un abandon.
Pour mieux illustrer les difficultés de l'aidant voici trois témoignages.

CORINE

Le premier témoignage est celui de Corine.
Corine est âgée de trente-huit ans, mariée et mère de trois enfants. Elle vit sur l'île de la Réunion.
À soixante et onze ans, Thérèse, sa mère, présenta les premiers symptômes de la maladie d'Alzheimer : confusion des prénoms de ses enfants, conversations

décousues, évocation fréquente du passé, objets égarés. Lorsqu'un neurologue posa le diagnostic de la maladie, Corine chercha une institution pour placer sa mère mais les listes d'attente étaient très longues et les tarifs très élevés, au-dessus de ses moyens financiers.

La fratrie se réunit alors et décida d'assurer une garde alternée. Mais ce fut vite un échec. Une sœur en métropole, une autre qui ne se sentait pas capable de gérer la maladie et deux frères trop occupés par leurs activités professionnelles.

Corine, qui ne travaillait pas, prit alors la décision de s'occuper de sa mère. Mais elle se posait de nombreuses questions car elle ne connaissait rien de la maladie ni du métier de soignant.

Au début tout se passa assez bien mais dans la deuxième phase de la maladie les difficultés commencèrent. Thérèse déambulait de plus en plus et il fallait surveiller tous ses faits et gestes. Le soir, quand les enfants rentraient de l'école, Corine devait s'occuper d'eux et Thérèse échappait à sa vigilance, quittait la maison et partait sur les chemins environnants ou bien se cachait à l'intérieur des placards. Et il fallait parfois des heures pour la retrouver.

Ces changements dans la vie de la famille affectèrent beaucoup les enfants alors âgés de seize, dix et cinq ans. Ils constataient que leurs parents n'avaient plus les mêmes relations depuis l'arrivée de leur mamie, qu'ils étaient très nerveux et que les disputes devenaient de plus en plus fréquentes. Leur père avait beaucoup de mal à comprendre et supporter la maladie de sa belle-mère. Il n'avaït pas assez de patience, ne supportait pas de la voir et de l'entendre déambuler le jour et la nuit, de partir à sa recherche pendant des heures lorsqu'elle s'était enfuie de la maison. Il eut aussi le sentiment d'être abandonné par sa femme qui ne s'occupait plus que de sa mère. De fortes tensions apparurent dans le couple qui aboutirent au divorce.

Les enfants, surtout les deux plus jeunes, comprenaient mal la maladie de leur mamie et posaient sans cesse des questions à leur mère : « Pourquoi mamie pleure-t-elle ? Pourquoi bouge-t-elle tout le temps et ne reste-t-elle pas à table pour manger avec nous ? Pourquoi s'enfuit-elle de la maison t'obligeant toujours à aller à sa recherche ? »

Leur mère leur répondait simplement que mamie était malade et que son comportement n'était pas volontaire. Seule l'aînée essayait de soutenir sa mère dans cette difficile épreuve.

Le soir, quand la famille dormait, Corine, épuisée, seule devant la télévision, se mettait à pleurer car elle avait compris que les relations familiales avaient changé définitivement. Sa mère était devenue une étrangère, une malade qu'elle devait prendre en charge. Mais elle ne perdait pas courage et le lendemain reprenait ses activités.

Heureusement pour elle, ses frères et sœurs prenaient régulièrement des nouvelles de leur mère et venaient lui rendre visite. Ce qui est très important pour l'aidant car cela lui permet de se ressourcer, de recharger les batteries, de reprendre courage pour la suite.

Et pourtant avec la progression de la maladie, Corine dut faire face à de nouveaux problèmes : l'incontinence, les soins corporels intimes, l'agressivité, les coups.

Ainsi, Corine n'admit l'usage des protections que lorsqu'elle constata, au cours d'une hospitalisation de sa mère, que le personnel soignant utilisait cette méthode.

Lorsque Thérèse ne fut plus capable de se laver seule, Corine dut se charger de la toilette, ce qui fut très difficile pour elle. D'autant plus que sa mère devenait très agressive et ne supportait pas le moindre contact physique.

Corine, avec l'accord de son médecin traitant, entama alors une démarche de placement temporaire ou une hospitalisation pour prendre un peu de repos. Dans un premier temps, sa demande ne put aboutir car Thérèse déambulait trop et risquait à tout moment de partir de l'établissement. La solution fut le placement temporaire en famille d'accueil.

Par la suite, lorsque Thérèse eut du mal à se déplacer, Corine put obtenir une hospitalisation d'un mois par an dans un centre d'accueil pour malades Alzheimer, ce qui lui permit de prendre un peu de vacances avec ses enfants.

Actuellement, Thérèse se trouve au début de la cinquième phase de la maladie. Elle est alitée jour et nuit avec des escarres aux talons et au sacrum.

L'aide d'une infirmière est devenue indispensable. Celle-ci passe tous les matins pour faire la toilette de la malade et lui prodiguer les soins médicaux. Elle surveille son état général et communique avec le médecin traitant. Ensuite, Corine prend le relais et s'occupe de sa mère le reste de la journée. Mais cette phase de la maladie est la plus difficile à supporter pour les aidants et les proches car elle se termine par la mort du malade.

Ainsi Corine va être confrontée à deux situations très difficiles quand sa mère va mourir : elle devra surmonter à la fois le décès de celle qui fut sa mère et le décès de la personne malade qu'elle a prise en charge pendant des années.

À la fin de notre entretien Corine revint sur les moments les plus durs dans son parcours d'aidante.

En premier lieu, la dégradation physique et mentale de sa mère, épisode le plus difficile à vivre et qui restera gravé à jamais dans sa mémoire. Ensuite, l'isolement, la coupure avec les amis car Corine était la joie de vivre, aimait les vacances en famille, les pique-niques au bord de la mer, les rencontres entre amis.

Enfin, Corine souffrit beaucoup de son divorce, car elle dut choisir entre sa mère et son mari. Elle a choisi de s'occuper de sa mère, de la protéger, de la garder auprès d'elle car elle aurait eu le sentiment de l'abandonner si elle l'avait placée en institution. C'est pourquoi elle a sacrifié sa vie de couple.

Aujourd'hui, malgré sa bonne volonté, sa détermination et son courage, elle me confie que si elle en avait les moyens (Corine perçoit une allocation de 800 euros par mois comme aidante), elle opterait pour le placement en institution. Elle pense que la prise en charge médicale et l'animation dans les EHPAD sont beaucoup mieux adaptées au malade que le maintien à domicile.

Elle évoque parfois avec nostalgie les bons moments passés avec sa mère dans son enfance : lorsque sa mère l'accompagnait à l'école, les sorties à la plage, les discussions mère-fille. Mais le plus souvent elle ne parle que des moments négatifs : les premiers instants de la maladie, les difficultés d'affronter la nudité de sa mère, les escapades jour et nuit, les nuits sans sommeil, son divorce.

Ce qui réconforte Corine est d'être la seule de la fratrie à avoir profité de sa mère durant toute sa vie, d'avoir pu la choyer, l'aimer, vivre auprès d'elle des moments de peine mais aussi de joie qu'elle ne pourra jamais oublier.

FABIOLA

Le second témoignage est celui de Fabiola

En 1996, Fabiola alors âgée de cinquante et un ans, s'interrogea sur le changement de comportement de son mari, Étienne, qui avait pris sa retraite un an auparavant à soixante ans. Il se repliait sur lui-même, ses propos devenaient bizarres. Le médecin de famille évoqua une légère dépression liée à la retraite. Il faut dire qu'à cette date la maladie d'Alzheimer était mal connue même par les médecins généralistes.

Étienne habitait Versailles mais avait l'habitude de venir bricoler dans un studio qu'il possédait à Saint-Cyr. Un jour il s'égara en se rendant à Saint-Cyr et se retrouva à Rambouillet. Rentré chez lui il déclara à sa femme que Saint-Cyr n'existait plus, qu'il avait cherché pendant des heures sans trouver. C'est alors qu'un neurologue consulté diagnostiqua la maladie d'Alzheimer. Étienne avait alors soixante et un ans.

Fabiola décida, après réflexion, qu'Étienne resterait à la maison et qu'elle s'en occuperait. Elle fit le choix de devenir aidante car elle ne concevait pas de placer son mari en institution. En effet, elle était très attachée à lui et tenait à respecter l'engagement qu'elle avait pris envers lui lors de leur mariage ; et comme elle ne travaillait pas, elle voulait vivre avec lui et le soigner jusqu'à son dernier souffle, bien qu'elle n'ait aucune connaissance de la maladie d'Alzheimer ni du rôle d'aidante.

Heureusement elle fut aidée et conseillée par son médecin et soutenue par ses quatre enfants qui lui rendaient souvent visite.

Car progressivement Étienne devint de plus en plus difficile à gérer. Il déménageait tout dans la maison, déambulait la nuit, se perdait en chemin lorsqu'il sortait.

Fabiola me confia qu'elle eut alors des moments de découragement, qu'elle en voulut à son mari d'avoir cette maladie, qu'elle était épuisée ; mais l'amour qui les unissait lui donnait toujours le courage d'avancer.

Sa vie bascula, plus de voyages ni de sorties, sauf une promenade de temps en temps avec Étienne dans un parc proche de leur domicile, peu de contacts avec les amis ou la famille. Elle dut aussi abandonner ses fonctions de conseillère municipale, ce fut un dur sacrifice.

Mais Fabiola était persuadée que son mari avait conscience de tous les efforts qu'elle faisait pour lui et qu'il lui en était reconnaissant. Elle tint absolument à ce que son mari revienne chez eux après une hospitalisation de trois semaines pour fracture du col du fémur.

Elle obtint une aide médicale à domicile, une infirmière s'occupait des soins médicaux et une aide-soignante de la toilette. Jusqu'au bout elle resta près de lui.

À la fin de notre entretien, je lui ai demandé si elle était prête à refaire le même parcours et sans hésiter elle m'a répondu oui, qu'elle était prête à revivre la même aventure et n'avait aucun regret. Que toutefois elle envisagerait un placement dans un centre d'accueil de jour, afin de pouvoir prendre un peu de repos.

Je lui ai aussi demandé quels souvenirs, bons et mauvais elle gardait de cette période. À la différence de Corine elle m'a répondu n'avoir conservé que les bons souvenirs en ajoutant que l'amour était plus fort que la maladie.

Fabiola se consacre aujourd'hui entièrement aux personnes atteintes de la maladie d'Alzheimer et aux aidants.

FLORENCE

Le dernier témoignage est celui de Florence.

Florence, cinquante-cinq ans, envisageait de garder son mari François, âgé de soixante-deux ans, à leur domicile et de le soigner après le diagnostic de la maladie d'Alzheimer. En effet c'était un homme gentil et très calme mais son comportement changea avec l'évolution de sa maladie et il devint très agressif et irritable à l'égard de sa femme. Il ne supportait plus aucun contact physique.

Florence à la limite de l'épuisement et incapable de gérer la situation eut recours à un service d'aide à domicile. Mais ce fut un échec car François refusait les soins.

Puis Florence plaça son mari dans un centre d'accueil de jour afin de pouvoir se reposer deux jours par semaine. Ce fut également un échec car François était violent à l'égard du personnel.

Comme le maintien au domicile devenait impossible car Florence gardait souvent ses petits-enfants et que son mari était incontrôlable, elle prit la décision du placement en institution malgré les reproches de certains membres de sa famille et amis.
En institution les soignants eurent beaucoup de mal à le gérer mais il y resta jusqu'à la fin de sa vie.

Ces trois témoignages font apparaître les difficultés pour les aidants de s'occuper d'un malade atteint de la maladie d'Alzheimer. Car l'amour que l'aidant porte à son parent malade ne suffit pas et il faut parfois procéder à un placement pour le bien à la fois du malade et de la personne qui s'en occupe.
En effet, à partir d'un certain moment le malade n'a plus conscience de son environnement et les soins en institution sont bien mieux adaptés à ses besoins.
Toutefois si l'aidant est bien suivi par un psychologue, bénéficie d'un bon soutien familial et médical et dispose d'une bonne maîtrise de soi comme ce fut le cas pour Fabiola, le maintien à domicile peut être bénéfique pour la personne atteinte de la maladie d'Alzheimer.

Comment fonctionne un centre d'accueil de jour ?

L'accueil de jour à été mis en place pour permettre aux aidants de se libérer un jour ou deux par semaine afin de disposer d'un peu de temps pour se reposer, se détendre et gérer leurs affaires.
Ces centres sont réservés aux personnes atteintes d'une maladie cognitive du type Alzheimer, DFT (dégénérescence fronto-temporale), Parkinson ou toute autre maladie neurologique.
Voici par exemple la description d'un centre d'accueil de jour et de son fonctionnement.
Les personnes accueillies (on préfère le terme d'« accueilli » à celui de « résident ») y sont de tous âges, reconnues malades par un neurologue ;

80 % sont des femmes et 10 % des hommes. La moyenne d'âge est de soixante-douze ans.

Pour être accepté dans le centre d'accueil, le malade et son proche doivent préalablement rencontrer le médecin coordinateur du service. Celui-ci réalise une première évaluation et cherche à connaître les raisons de la demande.

Avant la date d'entrée en centre d'accueil de jour, une psychologue évalue les capacités motrices, gestuelles et comportementales de la personne afin de la placer dans un groupe correspondant à son état.

Les groupes sont divisés en trois catégories afin de mieux adapter la prise en charge aux capacités des accueillis.

Chaque groupe réunit environ dix à douze personnes qui peuvent changer de groupe en fonction de leur perte d'autonomie. Car un accueilli « faible » ne pourra jamais s'épanouir dans un groupe de « forts » et son intégration sera vouée à l'échec.

Un accueilli qui perturbe ou qui déséquilibre le groupe et ne permet pas au personnel de travailler correctement est sollicité avec son proche auprès du médecin coordinateur et de la psychologue. Ceux-ci proposent une orientation vers une structure mieux adaptée à sa pathologie.

Il en est de même lorsque la pathologie devient trop lourde pour les soignants. L'accueilli est orienté vers une maison de repos, si son état le permet, ou accueilli dans un EHPAD en fonction des places disponibles.

Le centre d'accueil de jour est animé par une aide soignante diplômée, une animatrice diplômée, une psychologue, une aide médico-psychologique, une ergothérapeute et/ou une psychomotricienne qui fournissent un excellent travail apprécié des familles et des accueillis.

Sans oublier le médecin coordinateur et le cadre de santé.

Les activités proposées sont établies pour la semaine et sont très variées : réveil musculaire, chant, atelier mémoire, cuisine thérapeutique, travaux manuels, relaxation, revue de presse, etc.

Ces activités ont deux objectifs : permettre aux accueillis de conserver le plus longtemps possible leur autonomie, au centre comme à la maison ; et ralentir le processus d'évolution de la maladie.

Évidemment cette prise en charge a un coût assez élevé mais il existe des aides pour les personnes en difficulté.
Avant l'âge de soixante ans la maladie d'Alzheimer est considérée comme un handicap et l'organisme à contacter est la MDPH (Maison départementale des personnes handicapées). Celle-ci a pour mission d'évaluer les besoins de la personne et de mettre en place les prestations de compensation de handicap, l'allocation adulte handicapé, la carte d'invalidité et de stationnement suivant le taux d'incapacité évalué en commission.
Il existe aussi le CCAS (Centre communal d'action sociale) qui informe les personnes sur leurs droits et les aide dans leurs démarches.

Deuxième partie

Les cinq phases de la maladie

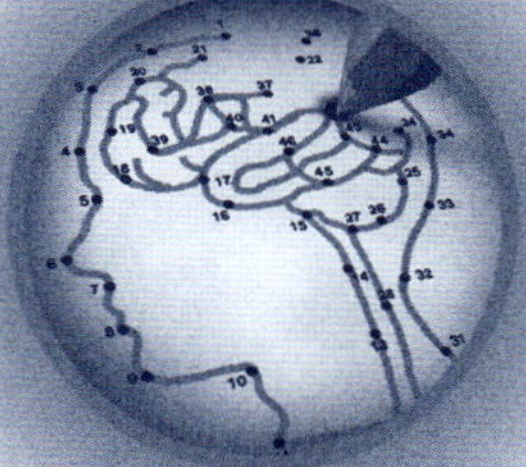

Avant de décrire les symptômes et l'évolution de la maladie d'Alzheimer, tels que j'ai pu les observer dans mon travail, rappelons brièvement ce qu'est cette maladie.

La maladie d'Alzheimer est une maladie dégénérative, qui détruit progressivement les cellules du cerveau. Elle a été décrite par Aloïs Alzheimer au début du xxe siècle. Les personnes atteintes par cette maladie présentent des troubles intellectuels et du comportement et une perte de l'autonomie. C'est une maladie évolutive, la personne perd progressivement tout intérêt à la vie, ne réagit plus aux émotions, bonnes ou mauvaises, vit très souvent dans le passé. Cette maladie touche aussi bien les hommes que les femmes, quels que soit leur milieu social ou professionnel ou leur niveau intellectuel.

L'évolution de la maladie d'Alzheimer comporte plusieurs phases :

Les premiers symptômes de la maladie sont perceptibles dans le comportement du malade : celui-ci oublie, s'inquiète, est dans la confusion. Cette première phase peut durer une, deux, trois, voire quatre années. Au cours de cette phase, la personne régresse graduellement jusqu'à un certain stade puis elle entre dans une nouvelle phase, la deuxième (elle ne se lave plus, ne s'habille plus). Et ainsi de suite jusqu'à la cinquième et dernière phase.

La maladie peut rendre les malades agressifs, ils peuvent avoir des comportements illogiques, voire dangereux, car ils perdent la notion du temps, les repères familiaux (confusion jour/nuit, femme/mari/enfant), tout se brouille dans leur mémoire. Leur comportement, leur mode de vie changent, la dépendance s'installe progressivement. Cette dépendance, de jour comme de nuit, est très épuisante pour un aidant.

Le contact avec les malades et leurs familles m'a permis de mieux comprendre le déroulement des différentes phases de la maladie que je vais à présent vous décrire et tenter de vous expliquer.

La première phase de la maladie : les premiers symptômes

D'une manière générale les résidents intègrent nos unités à la fin de la première phase de la maladie ou au début de la deuxième. J'ai pu recueillir la description des premiers symptômes auprès des familles qui ont gentiment accepté de participer à mon enquête.

Cette maladie débute par des troubles occasionnels qui passent souvent inaperçus.

Au début les proches n'y prêtent pas attention car ces symptômes n'apparaissent que par intermittence et sont assez banals.

Le malade ne s'inquiète pas non plus, persuadé que ces troubles arrivent à tout le monde. Mais quand les symptômes s'amplifient, l'inquiétude s'installe progressivement. L'humeur du malade change, il devient agressif et a du mal à accepter ses oublis et ses confusions.

Ces troubles peuvent se manifester chez une personne et ensuite ne pas réapparaître pendant une période plus ou moins longue. Il est alors impossible d'imaginer que cette personne est atteinte de la maladie d'Alzheimer, elle mène une existence normale jusqu'au moment où les troubles réapparaissent.

Voici quatre cas, les trois premiers nous ont été décrits par les familles, le quatrième, celui de Véronique, a été observé dans notre service.

MARC

Marc, atteint de cette maladie depuis l'âge de soixante-trois ans, a une carrure imposante (1 m 90 et 90 kg). Ancien directeur technique du bâtiment dans une grande société, il a fait de longues études, est très instruit. Son premier symptôme fut l'oubli.

Marc avait l'habitude de faire les courses une fois par mois et il n'oubliait jamais rien, jusqu'au jour où son épouse a été intriguée par son comportement. Marc revenait de plus en plus souvent en oubliant la moitié des courses. Il soutenait à sa femme qu'il rapportait ce qu'elle avait demandé. Un jour, pour le tester, elle lui demanda d'acheter trois articles et il n'en rapporta qu'un seul. Ce comportement l'a alertée. Puis, pendant cinq ou six mois il n'y eut plus aucun problème, Marc menait une vie tout à fait normale.

Marc était un homme très minutieux. Il classait ses dossiers, ses factures, tenait ses comptes, veillait à ce que tout fonctionne bien.

Un jour, sa femme remarqua qu'il cherchait quelque chose et se proposa de l'aider. Elle entra dans son bureau, endroit où elle n'allait pas souvent, étant donné que c'était « son poste de travail ». Et là, énorme surprise ! Le bureau de son mari était en grand désordre, tous ses dossiers étaient sans dessus-dessous. Elle comprit alors que son mari avait un sérieux problème car, pour lui, tout semblait normal, il n'était pas perturbé par la situation.

Inquiète, sa femme se mit alors à vérifier quelques documents. Elle trouva deux chèques importants datant de huit mois, qui n'avaient pas été encaissés, ainsi que sa déclaration d'impôt remplie de façon incohérente.

Mettant tous ces problèmes sur le compte de la fatigue, elle décida d'emmener son mari en vacances. À 10 heures, alors qu'ils devaient prendre un train à midi, Marc lui dit qu'il était trop tôt pour partir, qu'il n'était que 6 heures. En fait il n'avait plus de repère dans le temps.

Pendant leur première semaine de vacances, Marc n'eut aucun souci de comportement. Mais la semaine suivante, la situation se compliqua. Il se perdit en allant acheter le pain et sa femme dut partir à sa recherche car il ne trouvait plus le chemin du retour.

Cependant, le problème le plus grave survint un soir où Marc *entra dans le salon et dit à sa femme d'un air très sérieux :* « Bonjour *Madame* ! Qui *êtes-vous* ? Que *faites-vous chez moi* ? Vous *êtes priée de quitter cette maison, ici vous n'êtes pas chez vous.* »

Puis *il retourna dans sa chambre.* Abasourdie*, sa femme alla le voir quelques minutes plus tard :*

– Marc *est-ce que tu vas bien* ?

– Oui *très bien, pourquoi cette drôle de question* ?

– Marc *qui suis-je* ?

Très *étonné de la question, il lui répondit :* « Tu *es ma femme chérie.* »

Cet *épisode eut sur elle l'effet d'un coup de massue, elle décida d'écourter ses vacances afin que son mari puisse consulter un neurologue.* Elle *était très inquiète et appréhendait beaucoup ce que dirait le médecin.*

Le *jour de la consultation,* Marc *et sa femme furent reçus en entretien au cabinet du neurologue.* Au *début, tout se passa plutôt bien, jusqu'au moment où le médecin lui posa cette question :*

– Marc *combien avez-vous d'enfants* ?

– Deux*, répondit* Marc

Devant *l'air étonné de sa femme, le médecin renouvela sa question et obtint la même réponse :* « J'*ai deux enfants* » *dit* Marc *et il cita leurs prénoms.*

Or Marc *avait trois enfants et visiblement avait oublié de citer le premier.*

La *suite des examens montra qu'il était atteint de la maladie d'*Alzheimer.

Au *cours de la deuxième phase de la maladie* Marc *fut placé en institution car il devenait très agressif avec sa femme et elle ne pouvait plus gérer la situation.*

ROLAND

Roland*, âgé de quatre-vingt-deux ans, vivait seul et tombait assez souvent.* Il *devenait agressif envers son fils et la femme de ménage, répétait souvent la même chose, tenait des propos incohérents et n'admettait pas que son fils le lui fasse* *remarquer. Des examens médicaux montrèrent que* Roland *était atteint de la maladie d'*Alzheimer.

Le fils de Roland *m'a donné quelques détails sur les troubles de son père qui ont conduit à un placement dans une unité protégée.*

Roland *employait une femme de ménage qui venait chez lui trois fois par semaine. Il lui arrivait de ne pas la laisser entrer car il la prenait pour une voleuse. Il se barricadait dans sa maison pendant deux ou trois jours. Quand son fils, alerté, venait, il trouvait souvent une maison très sale alors que son père était un homme très soigneux et très propre.*

Si la femme de ménage était autorisée à entrer, Roland *la surveillait avec méfiance et la gênait dans son travail. Il débranchait l'aspirateur, coupait l'eau ou l'électricité. Et bien souvent il la mettait à la porte en l'accusant de lui voler son argent.*

Le voisin avait relevé aussi un comportement anormal durant la nuit. Mais Roland *niait tout et accusait son fils de le prendre pour un fou.*

Tous ces changements de comportement sont des symptômes de la maladie. Ils peuvent entraîner des situations dramatiques auxquelles Roland *a échappé de justesse.*

Ainsi, en livrant les repas à domicile, un des employés sentit un jour une forte odeur de gaz dans la maison de Roland, *celui-ci avait laissé ouverts les boutons de la gazinière.*

Par sécurité son fils remplaça la gazinière par une plaque électrique mais Roland *n'arrivait pas à retenir le mode d'emploi car sa mémoire commençait vraiment à lui faire défaut.*

Autre exemple, Roland *ne déclara pas ses impôts pendant deux ans et refusa de payer les pénalités de retard, ce qui obligea son fils à régler une somme très importante.* Roland *fit aussi un don de* 13 000 *euros à une association caritative, fit installer pour* 5 000 *euros de robinetterie dans sa maison.*

Tant que la maladie n'a pas été diagnostiquée tout recours est impossible.

Le fils de Roland *obtint toutefois du Trésor* Public *la réduction des pénalités.*

Ainsi, par méconnaissance de la maladie d'Alzheimer les premiers symptômes n'attirent pas suffisamment l'attention des proches. Ce n'est que lorsque la maladie a été diagnostiquée et la prise en charge réalisée qu'ils découvrent bien des erreurs commises.

CLAUDE

Claude, maçon de profession, âgé de quatre-vingt-un ans, inquiétait ses amis par son attitude. Il venait souvent leur rendre visite, et leur répétait toujours la même chose. Claude était veuf depuis quelques années et vivait seul mais il avait un fils qui habitait à une vingtaine de kilomètres. Celui-ci, alerté par les amis de son père, vint passer quelques jours auprès de lui et constata très vite ses troubles du comportement. Ainsi un soir, alors que son père n'était pas rentré à 19 heures, il le trouva devant le bureau de poste à en attendre l'ouverture. Claude était déjà au stade de la confusion. Une autre fois le fils de Claude suivit son père qui s'était rendu en voiture dans un magasin de bricolage et qui, ne trouvant pas le chemin du retour, mit 45 minutes au lieu de 15 pour rentrer à son domicile.

Comme les symptômes de la maladie d'Alzheimer, au dire de son fils, évoluaient très rapidement, il fallut placer Claude en institution afin de lui garantir une meilleure sécurité.

VÉRONIQUE

Véronique a intégré notre unité au stade 1 de la maladie, ce qui est assez rare car en général les familles placent leurs proches au stade 2, quand la situation devient trop difficile à gérer.

Véronique était alors âgée de quatre-vingts ans et avait un caractère bien trempé. Auparavant elle était coiffeuse, propriétaire de son salon.

Quand elle est entrée dans le service, Véronique souffrait d'oublis répétitifs et de confusion, troubles qui avaient alerté sa famille et que nous avons pu observer.

Par exemple, elle s'est présentée un matin, bien habillée, tenant un sac rempli de vêtements. Je lui ai demandé où elle allait. Elle m'a répondu : « Eh bien voyons, je vais au boulot, et je suis même en retard, je vous signale. »
J'ai pris le temps de lui expliquer avec les mots les plus simples qu'elle était à la retraite, qu'elle ne travaillait plus et qu'elle pouvait profiter de son temps libre pour pratiquer d'autres activités, avec les autres résidents par exemple, participer au groupe de musique, lire. Mais elle n'a rien voulu entendre et m'a répondu : « Écoutez Monsieur, j'ai cinquante-quatre ans, je ne suis pas à la retraite comme vous le prétendez, je dois me rendre à mon travail pour huit heures, un point c'est tout. »

Pour calmer un patient qui se trouve dans cette situation de confusion et de colère, pour ne pas le perturber davantage, il faut lui parler, l'interroger sur l'événement qui le préoccupe, ici la peur d'arriver en retard à son travail. Il faut le rassurer en lui demandant le plus de précisions possibles sur la situation qu'il vit : l'interroger sur l'horaire de son bus, la durée de son trajet, ses rendez-vous.

Ainsi, après dix minutes, Véronique s'est calmée car elle avait pu répondre aux questions ; elle a été écoutée, ce qui l'a apaisée. Elle m'a beaucoup parlé de son activité de coiffeuse, m'a expliqué qu'elle devait se rendre à son salon vers huit heures, qu'elle avait deux permanentes à préparer, la comptabilité à faire et qu'elle aurait peut-être la visite d'un contrôleur fiscal. J'ai pris le temps de l'écouter, j'ai tout de suite compris qu'à ce moment-là elle était dans sa vie professionnelle, et cela semblait la réalité pour elle.

Cette maladie au moment d'une crise importante, déconnecte l'individu de la réalité. Il ne faut pas essayer de le raisonner ni le contredire car cela risquerait de générer de l'anxiété et d'avoir un effet contraire. Il aurait l'impression que nous sommes des menteurs, que nous le jugeons mal, que nous ne comprenons rien.
Il était important, dans le cas de Véronique, de ne pas la perturber. Elle était dans son monde, dans sa bulle, dans sa réalité.

Une autre fois, vers 19 heures 30, alors que je débarrassais les couverts en bavardant avec elle, Véronique interrompit net la conversation et me dit tout à coup :

« Monsieur, vous m'excuserez, mais votre restaurant est dans un piteux état, regardez tous ces clients qui ont mangé salement, ces tables qui ne sont pas propres, ce sol tout répugnant ! Vous savez, mon mari est contrôleur (le mari de Véronique, décédé, était contrôleur de la poste ferroviaire), s'il vient chez vous je vous assure que votre restaurant sera fermé sur le champ. En ce qui concerne vos chambres d'hôtel (Véronique parlait des chambres des résidents), elles ne sont pas très belles à voir. »

Cette réaction, aussi bizarre que cela puisse paraître, est typique de la maladie d'Alzheimer. Le malade a un discours en décalage total avec la conversation initiale et ne se rend pas compte de la situation. Il se trouve projeté dans son passé, il fait abstraction de sa vie dans le présent. Cet état de confusion peut durer une heure, voire même plusieurs heures selon le degré de la maladie.

Mais Véronique avait encore beaucoup de moments de lucidité, elle me parlait souvent de sa vie pendant la période difficile de la guerre, de la misère dans laquelle elle et ses frères avaient vécu, de l'exode, et tout cela avec sérénité et surtout sans aucune confusion.

Elle souffrait beaucoup de son placement et me disait souvent :

« Je ne sais pas qui m'a mise ici, mais, Monsieur, je n'ai fait de mal à personne, je n'ai tué personne, je n'ai pas volé, pourquoi suis-je enfermée dans cette maison et privée de ma liberté ? »

Ces quatre cas nous ont permis de voir qu'une personne, dans la première phase de la maladie, a encore de nombreuses périodes de lucidité au cours desquelles elle se comporte tout à fait normalement. La situation se complique à la fin de cette première phase.

Quand les familles ont la possibilité de trouver à proximité de chez elles un centre ou un hôpital disposant d'une unité fermée pour les personnes atteintes de la maladie d'Alzheimer, elles placent souvent leur proche à ce stade de la maladie. Car la situation devient difficile à gérer, elles s'angoissent pour leur proche et se posent de nombreuses questions, en particulier sur la prise en charge.

La deuxième phase de la maladie : l'aggravation des symptômes

Cette phase est une étape difficile pour les familles. La maladie a progressé, les patients sont de plus en plus souvent déconnectés de la réalité. Les moments de lucidité qu'ils pouvaient avoir entre les périodes d'oubli sont de moins en moins fréquents. Les patients sont confus, ils vivent beaucoup dans le passé et oublient très vite le présent.

Voici les troubles les plus fréquents qui devraient vous aider à mieux identifier et comprendre cette phase de la maladie.

La perte de la mémoire immédiate

Un été, l'équipe de mon unité avait organisé une sortie à Rouen à la demande d'une résidente originaire de cette ville, pour voir l'Armada, les plus grands voiliers du monde.

La journée s'était très bien passée, les résidents étaient émerveillés par ce beau spectacle de bateaux, cela se voyait sur leur visage. Le retour fut un peu fatigant pour eux mais la nuit fut reposante.

Le lendemain, à la reprise de notre service, nous sommes allés voir ces résidents afin de recueillir leurs impressions sur la sortie de la veille. Quatre sur six ne se souvenaient plus de rien. Nous leur avons montré des photos prises ensemble mais sans résultats.

La maladie se traduit par la perte de la mémoire immédiate, en premier lieu tout ce qui relie au présent. Les malades parlent très souvent de leurs parents, de leurs frères et sœurs, ils évoquent des souvenirs d'enfance, mais parlent très peu du présent car ils ne le mémorisent plus.

La confusion

Par moment les malades ne reconnaissent plus leurs proches, ou bien mélangent les prénoms des enfants, confondent les personnes (une femme peut prendre un résident homme pour son mari, ou l'inverse, confondre son enfant avec un voisin ou une voisine etc.). Voici trois exemples.

- Janine et Marguerite sont très souvent à la poursuite de deux hommes du service, qui sont pour elles tantôt leurs maris, tantôt leurs pères ou leurs frères. Cette scène se répète très souvent et nous n'arrivons pas à leur faire comprendre que ses deux messieurs sont des résidents du service.
- Simone se promène toujours dans le service main dans la main avec Marc qu'elle prend pour son mari. Mais quand celui-ci lui rend visite elle quitte Marc pour aller le retrouver. Simone le reconnaît sans aucun problème mais dès que la visite se termine la même scène se répète aussitôt. Simone ne reconnaît ses proches que dans le moment présent. La visite terminée elle se retrouve dans la confusion habituelle.
- Marguerite prend souvent les résidents pour ses anciens voisins de palier et croit qu'ils sont entrés chez elle sans son accord. Elle cherche à les faire sortir et n'y va pas de main morte. À elle seule, elle est capable de mettre le service en ébullition tout un après-midi.

Cependant ce trouble n'est pas définitif. J'insiste sur ces mots « pas définitif » car malgré la progression de la maladie, ces personnes ont toujours des flashs de lucidité. Ces flashs ont une durée variable et ce, jusqu'à la fin de la vie.

Les risques de sortie

Les malades déambulent beaucoup, cherchent toujours à sortir, ce qui nécessite une vigilance accrue des agents et la fermeture à clé des portes donnant sur l'extérieur.

En effet, on croit habituellement que les personnes atteintes de la maladie d'Alzheimer ont tendance à fuguer. Mais non, ces personnes ne fuguent pas car elles n'ont plus cette notion de fuite. Fuguer veut dire partir, fuir quelque chose de précis, être conscient de son intention de vouloir partir. Certaines personnes préparent même leur fugue, ce qui n'est pas le cas d'une personne atteinte de la maladie d'Alzheimer car elle ne peut plus raisonner de cette manière.

Une personne comme Véronique (cas n° 4), placée très tôt (phase 1), quand les périodes de lucidité étaient encore nombreuses, cherchait vraiment à fuguer. Elle préparait ses vêtements en forme de baluchon qu'elle jetait par-dessus le grillage en cherchant le moyen de s'enfuir. Véronique se sentait prisonnière dans cette institution. Dans ce cas précis, l'intention de fugue était présente et consciente.

Mais dans la phase 2 de la maladie, si un résident se trouve devant une porte, il sort sans réfléchir, part complètement au hasard, marche droit devant lui, sans but précis pendant des heures, parfois jusqu'à l'épuisement.

Cette situation présente un danger considérable pour le malade et peut avoir des conséquences catastrophiques. Sans notion de temps et d'espace, sans repère, la personne peut traverser une route sans percevoir le danger.

Une chute dans un fossé et l'impossibilité de se relever ne sont pas non plus à exclure (ce qui est arrivé à un résident de notre établissement, retrouvé le lendemain matin après une battue et une recherche par hélicoptère).

Ce risque est réduit aujourd'hui dans notre établissement grâce à l'installation de portes à code.

L'incontinence

Ce trouble est très inconfortable et gênant pour le patient qui ne ressent plus automatiquement le besoin d'aller aux toilettes car la maladie à déjà atteint cette zone de sensibilité du cerveau. Il arrive parfois à demander, mais bien souvent top tard. Quand nous observons qu'il cherche quelque chose ou déboutonne son pantalon, qu'il porte sa main au niveau de son sexe, nous comprenons de suite qu'il a besoin d'aller aux toilettes et nous l'accompagnons de façon systématique toutes les deux heures environ.

Cette situation met les patients très mal à l'aise, l'expression de ce mal-être se lit sur leur visage.

Il faut alors les rassurer, les mettre en confiance car cette étape est insurmontable pour eux, ils sont incapables de se contrôler mais comprennent dans quelle situation ils se trouvent. Pour les rassurer et leur offrir un certain confort, nous leur proposons une protection, assez légère pour que leurs pantalons ou leurs culottes ne soient pas vraiment mouillés, ce qu'ils acceptent facilement.

Cependant, le soir avant le coucher, au moment des changes, nous constatons fréquemment que les protections ont été enlevées, nous les retrouvons dans les toilettes, sous les lavabos, sous les lits, dans les poubelles. En effet, à ce stade de la maladie les patients se rendent compte de la situation et la vivent comme une humiliation.

Nous mettons alors une alèse dans le lit pour protéger leur peau, en cas de fuite urinaire.

La fixation sur le passé

Les résidents vivent de plus en plus fréquemment dans le passé, ils en parlent souvent, les uns cherchent leurs parents toute la journée, d'autres veulent se rendre au travail ou se préparent pour aller jouer au football, etc.

Voici deux exemples.

- Janine, âgé de soixante-quinze ans est dans notre unité depuis trois ans. Elle vient nous voir plusieurs fois par jour, car elle cherche son père, sa mère, ainsi que son frère handicapé dont elle s'est occupé pendant des années.

  Dans un premier temps nous lui disons la vérité, que ses parents sont décédés depuis longtemps mais comme elle insiste, pour la faire changer d'idée, l'orienter sur un autre sujet et lever son inquiétude nous lui disons qu'ils sont allés au marché, aux champs, en fonction du contexte de la conversation. Elle accepte nos réponses, mais très vite repose les mêmes questions.
- Fernand, lui, reste assis sur une chaise dans la salle à manger, toujours en pyjama, avec la plupart de ses vêtements rangés dans un sac poubelle, et il attend.

  Si je lui dis : « Bonjour Fernand, ça va ? Où allez-vous habillé comme ça ? » il me répond : « J'attends le train, je pars pour Orsay, je suis attendu pour une partie de foot avec des copains. »

Tous les sujets de conversation font ici référence au passé, mais vous l'aurez remarqué, à des événements importants, marquants du passé : la famille, les amis d'enfance, le foot, etc.

Le présent ne s'imprime presque plus dans leur mémoire, l'oubli est beaucoup plus fréquent. Le monde d'aujourd'hui n'existe plus pour eux. Les faits les plus marquants de l'actualité (un tremblement de terre, un tsunami, les guerres, un exploit sportif) ne les atteignent plus. Ils sont dans un monde qui n'appartient qu'à eux-seuls. Mais leur cerveau a toujours besoin d'être stimulé afin de conserver au maximum un reste de lucidité malgré la progression de la maladie.

C'est pourquoi il nous arrive d'organiser des sorties à l'extérieur de l'hôpital. Ces sorties dites « thérapeutiques » ont pour but de confronter les résidents à la vie extérieure. Elles peuvent avoir lieu dans une galerie marchande, un endroit avec des fleurs ou des animaux, etc.

Les troubles du langage

Les patients ont un discours qui semble cohérent mais qui ne l'est pas vraiment. Avoir une discussion soutenue avec eux devient difficile. Les phrases sont décousues. Les malades mélangent les sujets de conversation, peuvent parler en même temps de leur métier, du temps qu'il fait, de leur enfance, etc.

Bien souvent il arrive que deux résidents parlent entre eux, mais de sujets complètement différents, et souvent l'incohérence de leur dialogue aboutit à un conflit et se termine en bagarre. Car cette maladie, nous l'avons vu, déclenche chez beaucoup de patients de l'agressivité.

Dans cette situation la question qui se pose est : « Que faire ? Que dire ? » Le plus simple est de s'adapter à chaque moment de la conversation même si l'on passe du « coq à l'âne ».

Surtout ne pas contrarier la personne, ne pas lui dire que son discours est incompréhensible et inutile. Car elle exprime ce qu'elle pense et sa pensée est brouillonne.

Une sortie de dix à quinze minutes hors du service avec un patient agité suffit souvent à le calmer.

D'autre part les patients ont des difficultés pour trouver les mots et ne parviennent plus à s'exprimer. Comme ils ont du mal à se faire comprendre ils communiquent de moins en moins, certains se replient sur eux-mêmes et sombrent lentement dans la dépression car ils ne surmontent plus ces difficultés.

Chez les personnes de nationalité étrangère, la langue maternelle redevient pratique courante, comme Claude qui nous parle toujours en italien. Or, l'équipe soignante ne maîtrisant pas les langues étrangères, la communication ne peut s'établir avec le malade. L'adaptation au centre est alors difficile, surtout à l'entrée dans l'institution car le résident se sent complètement perdu dans ce nouvel univers.

Il faut alors communiquer avec lui par gestes, stimuler son sens de l'observation afin qu'il réalise et accepte le changement de son cadre de vie. Car, si la mémoire lui fait défaut, le malade est conscient du bouleversement de son existence et du changement de son environnement.

Les comportements illogiques

Le comportement des patients devient incompréhensible, il échappe à leur volonté. Leur façon d'agir, de penser, de réagir change.

- Dans la journée il peut arriver qu'un résident déménage complètement sa chambre, qu'il vide son armoire, étale la plupart de ses vêtements sur le lit, sur le sol, dans la salle de bain.

  Tous ces faits et gestes ne sont pas dirigés contre nous. La personne qui agit ainsi le fait involontairement. Après avoir prodigué les soins dans les chambres et quand les résidents sont dans les parties communes, nous fermons les portes à clé, afin d'éviter ces agissements.

- Le port d'objets à la bouche, geste irréfléchi, se fait par automatisme.

  Le plus redouté et sans doute le plus fréquent est le port à la bouche des savonnettes, peut-être à cause de leur forme ou de leur odeur. Nous retrouvons assez souvent des traces de dents sur les savonnettes. Si le patient est allergique, les réactions sont rapides : les lèvres, la bouche, le visage se mettent à gonfler.

  Notre premier geste est d'avertir l'infirmière qui, après contact avec le centre antipoison, met en place un traitement adapté.

  Si vous apercevez ces signes de gonflement de la bouche chez une personne atteinte de la maladie d'Alzheimer, pensez tout de suite à la savonnette.

  Les fleurs, les plantes vertes ne sont pas non plus les bienvenues dans les chambres des malades.

Ainsi, lors d'une visite en début d'après- midi, un résident reçut une très jolie plante, heureusement non toxique. Le soir il n'en restait plus que les racines. Il avait mangé toute la plante sans qu'on s'en aperçoive, comme s'il s'agissait de salade.

C'est pour cela que la surveillance de ces personnes est essentielle car elles n'ont plus la capacité de faire la différence entre de ce qui est comestible et ce qui ne l'est pas, elles n'ont plus conscience des risques d'intoxication ou d'empoisonnement et des conséquences que cela peut avoir sur leur organisme et sur leur santé.

C'est aussi à nous, soignants, de repérer les personnes à risques car tous les patients ne mangent pas les savonnettes ou les fleurs.

Par mesure de précaution, les belles plantes qui poussent dans le jardin de notre établissement ne sont pas toxiques !

- Au stade avancé de la deuxième phase de la maladie, les patients sont de plus en plus désorientés, il arrive souvent qu'ils déambulent dans les couloirs et parlent seuls. Le plus extravagant c'est quand ils passent devant une télévision et engagent une conversation avec les personnages qu'ils voient sur l'écran.

  Je me souviens d'une patiente qui pendant presque une demi-heure s'en est pris à une personne qu'elle voyait à la télévision. N'ayant plus le sens de la réalité ni du présent, elle est entrée dans la discussion. L'équipe soignante l'a laissée dans son monde virtuel, intense à ce moment là, jusqu'à ce qu'elle se calme.
- Les miroirs aussi peuvent être des obstacles pour les malades, car ils ne se reconnaissent pas et le reflet de leur image les perturbe énormément et accroît leur agitation. D'ailleurs, nous avons remarqué que certains patients refusaient de se regarder dans une glace et détournaient le regard.

Les questions à répétition

Certains résidents, complètement désorientés, nous posent constamment les mêmes questions.

Par exemple, Mimose et Madeleine, nous demandent continuellement :

– Où suis-je Monsieur ?

– Vous êtes dans une maison de retraite.

– Qu'est-ce que je fais ici ?

– Vous êtes dans une maison de retraite, pour vous reposer.

– Est-ce que je suis malade Monsieur ? Qu'est-ce que j'ai Monsieur ?

– Vous avez un petit problème de mémoire et de concentration.

– Quelle est la personne qui m'a mise ici, Monsieur ?

– C'est votre fils qui vous a placée dans cette maison de retraite, pour votre sécurité.

– Monsieur où est notre chambre ?

Nous les raccompagnons dans leurs chambres, leur montrons leur lit, leur faisons visiter la pièce, leur expliquons où elles vont dormir, détaillons le contenu de leurs armoires. Mais elles nous reposent sans arrêt les mêmes questions et nous sommes obligés de rester calmes et de leur répondre à nouveau.

L'angoisse du soir

Le matin, au réveil, les résidents sont dans l'ensemble plutôt calmes, l'après-midi un peu plus agités. Le soir ils sont dans une angoisse et une agitation presque incontrôlables.

Vers 17 heures, c'est la panique, surtout en hiver à la tombée de la nuit. Les résidents sont agités, impatients, angoissés, ils se lèvent de leur chaise, déambulent dans les couloirs, nous suivent sans arrêt, comme s'ils avaient peur de quelque chose. C'est aussi l'heure des changes. Pour les empêcher de nous suivre dans les chambres pendant les soins nous fermons les portes à clé derrière nous. Ce climat dure jusqu'au repas.

C'est un moment très pénible, très difficile à gérer, qui nécessite une bonne organisation des soignants. À une époque nous avions décidé en équipe que l'un d'entre nous s'occuperait des changes pendant que l'autre ferait une animation (dominos, jeux de cartes, ballon). Mais cette expérience fut un échec, car les résidents manquaient de concentration pour participer aux jeux.

La toilette

Les personnes gardent toute leur autonomie (mangent seules, se déplacent sans tomber), elles font seules leur toilette mais un soignant doit s'assurer que celle-ci est faite correctement.

Notre présence est importante car nous devons guider les malades dans l'ordre de la toilette (le visage, le torse, les jambes, les parties intimes) sans pour autant le faire. Cette méthode permet au patient de garder son autonomie, d'avoir une certaine assurance car il a bien souvent oublié non seulement les gestes quotidiens de la toilette mais aussi la nécessité de se laver le matin.

Cette phase de la maladie est difficile pour les soignants et les familles car les malades n'ont pas conscience que la mémoire leur fait défaut, que les oublis, les confusions deviennent très fréquents, qu'ils reconnaissent de moins en moins leurs proches. La maladie est devenue grave et l'interrogation des proches sur son évolution est plus forte.

Si les malades sont encore à leur domicile, le médecin de famille conseille souvent un placement en institution car la maladie va devenir trop difficile à gérer pour l'aidant.

La troisième phase de la maladie : la plus difficile à gérer

La troisième phase de la maladie d'Alzheimer est la plus difficile à gérer car le patient a de plus en plus besoin d'aide, il devient dépendant dans de nombreux gestes quotidiens, son comportement est de plus en plus incohérent, il vit dans un monde qui n'appartient qu'à lui, erre dans les couloirs, parle seul, rit tout seul, se met de temps en temps à pleurer sans raison apparente, s'habille de façon désordonnée. Et ces troubles continuent de s'aggraver.

Voici quelques exemples des difficultés que rencontrent les malades au cours de la troisième phase.

Ne plus pouvoir s'habiller correctement

Le matin il nous arrive d'entrer dans une chambre pour faire la toilette d'un résident et d'avoir la surprise de trouver les hommes vêtus de deux maillots de corps, de deux chemises, d'un pantalon sur le pyjama, et par-dessus tout cela d'une robe de chambre. Pour les femmes c'est identique, elles peuvent porter deux combinaisons, trois robes, deux slips, et par-dessus tout cela une robe de chambre. Quand nous leur proposons de les aider à s'habiller correctement ils sont surpris car ils croient l'avoir déjà fait. Nous avons beau leur expliquer, ils ne comprennent pas nos observations.

Être indifférent à la nourriture

Pendant les repas la plupart des résidents ont la tête ailleurs, ils ne pensent pas à manger, n'ont aucune réaction alors que le couvert est posé devant eux. Ils observent leur assiette sans comprendre.

Nous commençons à les faire manger pour qu'ils comprennent ce que nous attendons d'eux. Ensuite nous plaçons la fourchette dans leur main pour qu'ils retrouvent l'automatisme de manger seuls. Cela marche plutôt bien mais n'est pas suffisant, car à tout moment ils peuvent poser leurs couverts et s'arrêter de manger. Tout ceci nécessite une stimulation permanente et une surveillance car à ce stade de la maladie les personnes ont des gestes incontrôlables voire même dangereux.

À titre d'exemple, pendant le repas, un résident peut à tout moment remplir son verre de nourriture, ou simplement vider le pichet d'eau dans son assiette. Quelquefois il étale le repas sur la table ou bien pioche dans l'assiette du voisin alors qu'il n'a pas encore fini la sienne. Il lui arrive parfois de manger le fromage avec son emballage, une banane sans enlever la peau, une orange sans l'éplucher, un yaourt sans cuillère.

Il fait tous ces gestes sans réfléchir, il est ailleurs et nos explications sont inutiles. Il ne mange pas par appétit, mais par automatisme et sans se rassasier.

On constate d'ailleurs chez certains résidents une augmentation de la consommation de nourriture avec la progression de la maladie. Ils ne sont jamais rassasiés mais, étant donné que nous pratiquons le service à l'assiette, nous contrôlons les quantités et gérons leur consommation. Malgré cette suralimentation, ces patients ne prennent pas forcément de poids.

D'autres perdent le réflexe de déglutition et il faut leur servir un repas mixé, semi-consistant.

Ne pas trouver ses mots, avoir des difficultés à parler

Le langage a aussi beaucoup changé, les malades s'expriment très difficilement, ils ne trouvent plus les mots. Ils réfléchissent, cherchent la phrase pour engager une conversation, s'énervent un peu et quand ils arrivent à parler, ils ne placent plus les mots dans le bon ordre. Exprimer une phrase simple devient un exercice très compliqué.

Voici deux exemples.

- Martine vient nous voir et nous dit : « Est-ce que je peux avoir ce lire pour le livre ? » ou « Je vais chez moi pour partir demain » ou encore « Est-ce que je peux avoir une fourchette pour boire ? » Autant de phrases qu'elle parvenait à construire correctement au cours de la deuxième phase de la maladie.
  Les patients souffrent, car ils ont plus ou moins conscience de leurs difficultés à parler.
  S'il nous arrive parfois de rire de ces phrases plutôt cocasses il faut vite nous reprendre, nous excuser et surtout leur faire comprendre que ce n'est pas de leur faute, que cela vient de leur maladie.
- Antoine s'approche de nous, avec un air un peu fatigué. Il engage une conversation de quelques minutes qu'on a vraiment du mal à décoder. C'est incompréhensible pour nous mais cela a certainement un sens pour lui. Bien des choses peuvent se cacher derrière ces phrases, c'est pour cela que nous avons le devoir de lui poser des questions-clés, afin de déterminer s'il a un souci. Ce qui est très important, c'est de comprendre ce qu'il essaie de dire au personnel soignant. Toute demande de sa part est à prendre en considération car elle peut exprimer un mal-être, une douleur. Ne pas en tenir compte serait le frustrer et créer un vrai malaise. Il est difficile de déterminer si ces interrogations arrivent dans un moment de lucidité ou non. C'est pourquoi il faut prêter attention au malade pour qu'il ne se sente pas rejeté et converser le plus possible avec lui.

Les patients qui cherchent beaucoup leurs mots sont des patients très irritables. Cette difficulté à parler les énerve, leur fait perdre le contrôle d'eux-mêmes, et souvent les amène à agresser verbalement le personnel soignant. Cette agressivité est parfois physique entre les résidents qui se parlent à table car le fait de ne pas se comprendre fait monter la tension et la colère.

Souvent les résidents nous parlent, commencent une phrase et ne la terminent pas, réfléchissent quelques secondes puis passent à une autre phrase, avec un sujet complètement différent. On peut ainsi se retrouver avec trois ou quatre sujets dans la même conversation.

Il faut alors parler calmement, doucement pour que les résidents nous comprennent. Cette pratique évite qu'ils s'énervent, se sentent frustrés, et on arrive très souvent à comprendre ce qu'ils voulaient dire.

Confondre le jour et la nuit

Les troubles du sommeil s'accentuent avec l'aggravation de la maladie. Les résidents confondent le jour et la nuit.

Dans l'unité où j'exerce, nous avons quatre résidents qui font très souvent des nuits blanches, ce qui perturbe les autres. Ce problème est bien évidemment signalé au médecin mais à ce stade de la maladie, il est difficile de trouver un traitement adapté.

Les derniers résidents sont couchés par le veilleur de nuit (qui est présent de 23 heures le soir à 7 heures le matin). Souvent ils restent à peine trente minutes dans leur lit, puis ils se lèvent. Ils déambulent toute la nuit, sont très agités, très énervés, ils entrent dans les chambres, réveillent les autres. Cela peut durer jusqu'à 5 heures du matin avant que le veilleur de nuit parvienne à les mettre vraiment dans leur lit.

Après cette nuit agitée, ils dorment toute la matinée. Vers 10 heures nous essayons de les réveiller pour leur faire prendre leur traitement et le petit déjeuner, mais c'est impossible. Lorsque nous entrons dans leur chambre nous sommes accueillis à coups de poing et de pied, nous les laissons donc se reposer mais cela perturbe beaucoup leurs cycles de sommeil.

À domicile, cette phase de la maladie devient vite épuisante pour les aidants. Après une journée d'accompagnement et de surveillance permanente, puis une nuit sans sommeil, très agitée, l'aidant victime d'épuisement craque nerveusement.

Pour nous la situation est différente car notre temps de travail est réglementé et nous avons une certaine distance par rapport au malade.

Ne plus contrôler ses sphincters

L'incontinence urinaire et fécale aussi s'aggrave et devient totale, le malade ne se contrôle plus, il n'a même plus le réflexe de nous appeler pour se faire aider.

Nous utilisons des protections médium ou larges en fonction de la taille du patient mais le problème est qu'il s'en débarrasse dès la première fuite.

Ce genre d'incident en journée peut être pris en charge rapidement par les soignants car ils sont tous à proximité. La difficulté devient importante lorsque le malade enlève sa protection au cours de la nuit.

Une tenue spécifique (salopette pyjama) est prescrite à certains résidents afin qu'ils ne puissent pas se débarrasser de leur protection, qu'ils évitent ainsi des accidents et dorment dans de meilleures conditions.

Ne plus sentir ni ressentir

La perte du goût, de l'odorat, la réaction tardive à la douleur physique exposent les malades à des risques importants, d'autant plus qu'ils ont tendance à porter les objets à la bouche.

C'est pourquoi il faut absolument ranger tous les produits ménagers et autres produits dangereux car le risque d'ingestion est majeur.

En effet les malades restent capables d'ouvrir une bouteille contenant un produit dangereux et de le boire sans percevoir tout de suite que le goût est très fort et vraiment désagréable. Leur réaction sera beaucoup trop tardive et le produit ingurgité souvent en grande quantité aura des effets très graves.

Les malades perdent aussi l'odorat. Nous le constatons quand, le matin après la toilette, nous les rendons coquets en leur apportant une touche de parfum. Nous n'observons aucune réaction de leur part, leur visage ne traduit aucun sentiment de plaisir. De même, au moment des repas, ils ne manifestent aucune réaction positive ou négative aux odeurs qui règnent dans la salle à manger.

Évidemment cela pose un réel problème et augmente les risques car les malades ne sont plus en mesure de détecter les odeurs de gaz ou de produits toxiques et ne peuvent réagir à temps.

Enfin, la perte du toucher est aussi un problème majeur aux conséquences graves car le temps de réaction à la douleur physique est devenu très long.

Nous devons donc au moment des repas vérifier que les plats servis à table ne sont pas trop chauds car les résidents n'ont plus le réflexe de ne pas consommer ou de recracher un aliment brûlant. Ils peuvent aussi à tout moment, en déambulant dans leur chambre, ouvrir le robinet et se brûler si l'eau est très chaude.

C'est pourquoi, en institution, des règles très strictes de sécurité et de protection sont mises en place. Dans notre unité par exemple, l'espace cuisine et le local ménage sont toujours fermés à clé et l'espace bureau ne s'ouvre qu'avec un code, nous vérifions la température des aliments servis à table, etc.

Mais à domicile tous les lieux potentiellement dangereux comme la cuisine, la salle de bain, l'installation électrique, sont accessibles aux malades. Par conséquent la surveillance doit être renforcée et la maison équipée différemment, ce qui rend encore plus difficile et contraignante pour l'aidant la prise en charge d'une personne atteinte de la maladie d'Alzheimer à ce stade avancé de la maladie.

Perdre progressivement son autonomie

À la fin de la troisième phase nous faisons presque tout, la toilette, l'habillage et le déshabillage. En effet, le matin en se levant, les résidents se présentent en pyjama au petit déjeuner et peuvent rester ainsi toute la journée. Nous les emmenons à la salle de bain pour la toilette, nous leur demandons de se déshabiller, ils ne participent plus, alors qu'ils le faisaient encore au début de cette phase de la maladie.

Devant le lavabo la réaction est la même, ils ne se lavent pas, malgré nos incitations, ils ne réagissent pas, ils marmonnent, ils veulent quitter la salle d'eau. Ils prennent nos moindres gestes pour une agression. Leur agressivité devient redoutable, nous recevons des coups de pied, des claques, des crachats pendant toute la durée de la toilette. Il faut parfois être deux. Et si cela ne suffit pas nous devons renoncer à faire la toilette le matin et la reporter à l'après-midi, voire même la limiter à une petite toilette intime au moment des changes du soir.

Après la toilette on passe à l'habillage, qui n'est pas une étape facile. Nous devons choisir les vêtements pour eux. Nous les posons sur le lit, dans l'ordre d'habillement, en leur expliquant qu'ils doivent les enfiler. Mais ils ne font rien, ils regardent les vêtements sans comprendre, ils sont déconnectés des gestes du quotidien.

Cette proximité entre le patient et le soignant pose le problème de la pudeur. Il nous arrive parfois d'entrer dans une chambre et de trouver un résident ou une résidente à moitié nu, sans protection, assis au bord du lit, qui nous attend ou déambule dans sa chambre. Un résident peut aussi se déshabiller devant les autres, entrer dévêtu dans la salle à manger, sans se poser de questions car il a perdu le sens de la pudeur.

Notre rôle de soignant est alors de les mettre en confiance et, après une approche discrète, de leur faire comprendre que nous sommes là pour les aider, ensuite tout se passe très bien.

Ne plus reconnaître ses proches

Les malades ne reconnaissent plus leurs proches, ils ne manifestent plus de joie lors des visites et les familles en souffrent beaucoup.

Ce fut le cas pour le fils de Martine.

Martine avait perdu toute autonomie, était devenue totalement dépendante sauf pour la marche. Elle ne s'exprimait plus, bafouillait quelques mots qu'on avait du mal à comprendre.

Un jour, elle se promenait dans le couloir d'un autre service, quand son fils vint lui rendre visite. Quand nous l'avons raccompagnée dans sa chambre elle l'a croisé, l'a regardé, lui a dit : « Bonjour, Monsieur », puis a continué son chemin. Elle ne l'a pas reconnu.

Son fils nous a regardé, les larmes aux yeux, très triste, et nous a dit que c'était la première fois que sa mère ne le reconnaissait pas. Il est resté auprès d'elle une demi-heure environ, a essayé de lui parler comme il avait l'habitude de le faire. Même si elle avait des difficultés à lui répondre il y avait quand même ce contact mère-fils. Ce jour-là, rien. Surpris par l'évolution de la maladie, il est rentré chez lui très bouleversé et très choqué par ce qu'il avait vécu.

Lors des visites suivantes il nous a confié qu'elle ne le reconnaissait plus vraiment mais que, par moment, elle avait un regard, un sourire qui indiquaient qu'elle comprenait qu'il était son fils.

En effet les malades arrivent parfois à nous dire un mot, une phrase très brève, de façon compréhensible.

Ce fut le cas de Marc dont le langage était difficile à comprendre.

Un soir, au moment du change, nous l'avons invité à nous suivre à la salle de bain. Avant que nous ayons eu le temps de commencer, il nous dit clairement : « Vous savez, c'est dur de perdre la tête, ce n'est pas facile de vivre ainsi. » Très surpris par ses paroles nous avons essayé d'engager la conversation avec lui en lui demandant la date, l'heure de la journée, le temps qu'il faisait, mais hélas plus rien de cohérent n'a suivi ce moment de lucidité.

Bien que les malades deviennent insensibles à ce qui se passe autour d'eux et ne reconnaissent plus leurs proches nous avons le devoir de leur rappeler tout ce qui les concerne directement : anniversaires, mariages, naissances, décès dans la famille. S'ils ne comprennent pas, cela n'a pas d'importance, l'essentiel est de les informer, de prendre le temps de parler avec eux.

Il ne faut pas dire « cela ne sert à rien de les informer, vu leur état de santé » car, malgré tout, ces personnes restent des personnes à part entière.

À la fin de la troisième phase, le malade a beaucoup régressé, il a perdu pratiquement toute son autonomie sauf la marche et devient complètement dépendant. Il entre dans une phase dépressive, ne réagit plus à nos sollicitations. On ne peut pas dire qu'il s'est habitué car il n'a plus vraiment conscience de son état.

En tant que soignant ou aidant nous devons tout gérer à sa place, veiller à son bien-être, prendre soin de sa santé, lui faire pratiquer des activités adaptées comme la lecture, les sorties dans le jardin, les discussions anodines sur un banc. Même limitées, ces activités l'intéressent beaucoup et le maintiennent en éveil.

Cette situation est évidemment très difficile à supporter pour les familles. Elles finissent par accepter la maladie et s'apprêtent à vivre des moments encore plus difficiles.

La quatrième phase : la dépendance totale

À ce stade de la maladie, la perte totale de l'autonomie et de la locution ne permet plus au malade de participer aux diverses activités. Il doit alors être admis, quand cela est possible, dans un service d'EHPAD plus adapté à sa pathologie. En effet, dans la situation où se trouve le résident, il est des priorités à observer, qui me semblent très importantes.

Aider à manger

Le résident ne s'alimente plus seul, nous devons le faire manger. Mais comme il a perdu la notion de satiété nous devons limiter la quantité de nourriture à ce dont il a besoin, veiller à l'équilibre des repas (entrée, plat principal, fromage, dessert) et l'empêcher de manger tout ce qui est à sa portée.

Comme le malade ne mastique plus correctement, il avale la nourriture et s'expose à une fausse route alimentaire. C'est pourquoi la viande et les légumes sont mixés, les médicaments en comprimés écrasés et mélangés avec le dessert car le sucré est toujours apprécié.

Surveiller l'élimination

Le malade est devenu complètement incontinent, il élimine par automatisme. Il est important de vérifier que cet automatisme fonctionne bien, car si une constipation s'installe, le résident n'est plus en mesure de nous le faire comprendre et de nous dire qu'il ne se sent pas bien. Une constipation de deux jours n'est pas très inquiétante, mais quand elle dure trois ou quatre jours, les conséquences peuvent être graves.

La surveillance urinaire aussi est importante car il faut éviter les infections et leurs complications.

Notre surveillance est donc quotidienne et s'effectue à l'aide d'une fiche de nursing que se transmettent les équipes qui se relaient jour et nuit.

Percevoir la douleur

Le malade ressent certainement la douleur mais il ne parvient plus à l'exprimer. Nous la percevons à travers son comportement : agitation, pâleur et crispation du visage et nous avertissons les infirmières qui adaptent le traitement ou font appel au médecin du service.

Limiter la fatigue

Même si le malade continue à déambuler dans le couloir nous observons qu'il se fatigue, par exemple il s'assoit plus souvent sur les chaises.

Le matin, le réveil est beaucoup plus difficile, les yeux sont cernés, le visage amaigri, physiquement le changement est très visible pour nous, soignants, ainsi que pour les familles mais le patient n'en a pas conscience.

C'est pourquoi nous devons être très vigilants, surveiller cet état de fatigue et intervenir au moindre symptôme d'infection (état fébrile, toux, grippe).

Communiquer avec le malade

Les personnes atteintes de la maladie d'Alzheimer à ce stade ne parlent plus, mais parfois, dans un moment de lucidité, elles peuvent nous surprendre par un mot, une phrase très cohérente, exprimés d'une manière inattendue.

Ainsi Martine, aphasique depuis plus d'un an, a étonné son fils venu lui rendre visite pendant le déjeuner. Car avant qu'il ne parte, elle l'a regardé avec de petites larmes dans les yeux et lui a dit : « Au revoir mon fils et bonne journée ». Très ému, il nous a demandé de confirmer ce qu'il avait entendu et il a ressenti une joie immense. Mais Martine, déjà, s'était replongée dans son mutisme car ces moments de lucidité sont très brefs. Seul un regard tendre à son égard lui a fait très plaisir.

Il ne faut donc pas croire que tout est fini, il faut parler aux malades car ils sont parfois capables de nous comprendre pendant une courte période de lucidité, instant éphémère mais passionnant, instant magique, instant de bonheur pour les familles qui le perçoivent.

Éviter les chutes

Le malade perd l'équilibre mais continue à déambuler malgré cette difficulté. Il s'accroche souvent aux chaises, aux barres des mains courantes, à tout ce qui est à sa portée. Cependant, quand il tombe il n'a plus le réflexe de se protéger le corps ou la tête avec ses mains, il tombe de tout son poids et la chute peut être très violente.

Les blessures les plus courantes se situent au niveau des poignets, des épaules, des doigts et des côtes. Ce sont des contusions qui ne laissent pas de séquelles handicapantes sauf dans deux cas précis.

- S'il y a fracture du col du fémur, point très fragile chez les personnes âgées, une hospitalisation d'urgence suivie d'une opération est alors nécessaire. Mais hélas, très souvent, le malade ne résiste pas à l'intervention chirurgicale. J'ai constaté au cours de mes vingt-six ans de carrière que six personnes sur dix environ décèdent à la suite d'une opération du col du fémur. Les quatre autres se rétablissent mais gardent des séquelles et ne remarchent qu'après une rééducation. Ce fut le cas dans l'unité il y a quelques mois pour un de nos patients, Fernand. Le processus fut exactement le même que celui décrit ci-dessus : une chute, le col du fémur cassé, l'opération d'urgence suivi du décès.

- Le deuxième cas est le traumatisme crânien. Les chutes touchant la tête et le visage sont très violentes et provoquent des hématomes énormes, très impressionnants et parfois mortels. Marguerite qui était à la troisième phase de la maladie était très souvent agitée, se déplaçait en courant dans le service ; elle a fait une chute suivie d'un traumatise crânien et elle est décédée une semaine plus tard.

Pour limiter les chutes, les malades se déplacent avec des déambulateurs et nous demandons aux familles de fournir des chaussures ou des chaussons adaptés à leurs pieds, avec des semelles plastiques antidérapantes.

Cependant, malgré notre très grande vigilance nous ne pouvons éviter les chutes. Si nous constatons qu'un résident tombe souvent, nous le signalons à l'infirmière qui demande au médecin du service de l'examiner et de prescrire éventuellement une contention au fauteuil ou sur une chaise durant toute la journée.

Cette contention n'est pas un acte de maltraitance ni une privation de liberté si elle est prescrite par le médecin ; c'est un acte médical, de prévention, destiné à empêcher les chutes graves. Et les familles sont obligatoirement prévenues.

La cinquième phase : la phase finale

La cinquième et dernière phase de la maladie est la plus difficile à vivre pour les familles ainsi que pour les soignants. La maladie a anéanti l'être humain moralement et physiquement. Le malade est devenu complètement dépendant. Dans sa tête c'est le vide total. Il ne se rend plus compte de la situation, il vit coupé du monde qui l'entoure, avec très rarement une petite lueur de lucidité. Son visage cependant reste détendu.

Les familles se résignent progressivement à la perte de leur proche et profitent des moments passés avec lui. La mort n'est pas évoquée car elle reste, comme nous le savons tous, un sujet tabou qu'on évoque très peu en famille, en société ou dans un hôpital, mais elle fait partie de notre questionnement de tous les jours.

Nous aussi, soignants, avec toutes nos années d'expérience, nous devons nous préparer à cette éventualité. Et nous devons mettre en œuvre une nouvelle prise en charge du patient qui sera axée sur les soins de confort, le bien-être du résident et un accompagnement moral auprès des familles concernées.

Au début de cette dernière phase, le résident continue à se déplacer dans les couloirs muni de son déambulateur ou en fauteuil roulant, mais il éprouve beaucoup de difficultés. Nous le retrouvons plus souvent assis sur une chaise dans le salon, car son périmètre de marche à beaucoup diminué. Il ne se rend plus compte des risques qu'il court, des chutes probables et de leurs conséquences plus ou moins graves. On ne sait pas pourquoi, mais une chose est sûre, il faut qu'il se déplace, même très peu, c'est instinctif.

Durant cette période, les soins de kinésithérapie consistent en massages destinés à faciliter la marche, à apporter un certain bien-être, à redonner confiance après une chute.

Puis le patient devient incapable de se mouvoir, les journées passent et se ressemblent jusqu'au terme de la maladie.

Après sa toilette nous le plaçons dans un fauteuil confortable. Nous sollicitons souvent l'aide du kinésithérapeute et de l'ergothérapeute, afin de bien l'installer et de le maintenir à l'aide d'une ceinture de contention. Cette contention est indispensable car le résident a toujours le réflexe de se lever pour continuer à marcher. L'attacher tous les matins n'est pas un geste facile mais il en va de sa sécurité.

L'après-midi, afin de lui apporter un peu de réconfort, nous lui tenons compagnie et lui parlons, même si à ce stade de la maladie il reste muet, nous lui faisons un peu de lecture et son bien-être se lit dans son regard.

Pendant la journée, notamment au cours du repas, nous essayons de créer une relation privilégiée avec lui. Nous prenons alors tout le temps nécessaire afin qu'il puisse manger correctement car il refuse souvent de s'alimenter, il serre les dents, pince les lèvres, tourne la tête pour éviter la cuillère. Nous devons le stimuler mais en aucun cas nous ne pouvons le forcer à manger.

Le moment du repas devient donc très long, quarante-cinq minutes environ. Le patient mange de moins en moins, de plus en plus lentement et avec beaucoup de difficultés. Les aliments, bien sûr, sont mixés et les liquides sont remplacés par des boissons gélifiées pour éviter les fausses routes.

Nous privilégions les aliments sucrés, ceux qu'il préfère, ou un peu de jus de fruit ; mais en général sans succès, il les repousse avec les mains et les recrache. Si nous parvenons à lui faire prendre quelque chose, cela se limite à un demi-verre d'eau gélifiée, et à une demie crème protéinée pour la journée. Ce qui est très largement insuffisant.

Malgré notre savoir-faire et notre expérience nous sommes impuissants face à une telle situation. Nous faisons tout notre possible mais c'est la maladie qui domine. Ne pas réussir à nourrir le malade et le voir dans cette souffrance nous donne un sentiment de frustration, l'impression de ne pas pouvoir accomplir notre mission.

Une feuille de suivi alimentaire est mise en place, sur laquelle nous notons tout ce que le malade consomme pendant la journée et pendant une semaine. Ce relevé permet à l'infirmière de faire le bilan, positif ou négatif, de son alimentation. Au vu de ce bilan nutritionnel, une crème protéinée peut être prescrite par le médecin à la place du repas. Mais progressivement la malnutrition s'installe. La personne commence à perdre ses forces, et n'a plus la capacité de rester assise une journée complète dans son fauteuil. Le soir au coucher, la fatigue, la douleur et l'épuisement se lisent sur son visage. Il nous faut modifier le protocole du lever et du coucher mis en place par l'équipe soignante.

Le nouveau protocole consiste à lever le résident le plus tard possible, vers onze heures du matin, après avoir fait une bonne toilette et pratiqué un bon massage sur tous ses points d'appui. Les points les plus sensibles sont les coudes, les omoplates, le sacrum, ainsi que les chevilles. Ces massages sont très importants, car ils permettent d'éviter les escarres qui apparaissent très vite à ces endroits très fragiles. Le coucher a lieu vers seize heures en renouvelant la même procédure de massage.

À la fin de la cinquième phase le résident n'a plus la force de se tenir dans le fauteuil, son visage se crispe de fatigue, il est épuisé. La dernière solution qui nous reste est la mise en place du protocole de soins de confort, soins spécifiques au résident alité toute la journée pour veiller à son bien-être. Le résident étant allongé, il ne doit pas rester plus de deux heures dans une même position, ce qui implique d'alterner position sur le côté droit puis sur le côté gauche avec massage sur les points d'appui pour éviter les escarres très douloureux qui peuvent apparaître très vite et nécessitent des soins prolongés.

Malgré cette souffrance certains résidents gardent jusqu'au bout une lueur de lucidité. Ce fut le cas d'Angélique qui, au stade final de la maladie, soit douze ans après son entrée dans l'ancien hôpital, ne mangeait plus, ne buvait plus, et réagissait très peu. Elle était placée sous perfusion. Son fils, qui n'était pas venu la voir, ou très peu, pendant toute sa maladie a commencé à lui rendre visite très régulièrement quand la Direction de l'établissement l'a averti, comme la loi l'y oblige, de l'aggravation de son état de santé. Quelle que soit l'heure à laquelle il venait la voir, Angélique dormait ou faisait semblant de dormir et ne se réveillait qu'après son départ.

Nous avons compris qu'elle ne pardonnait pas à son fils de ne pas s'être occupé d'elle, qu'elle refusait ses visites en se réfugiant dans le sommeil. Ce comportement montre que le malade perçoit toujours les choses, c'est la mort qui emportera cette dernière lueur de lucidité mais pas la maladie.

Les années se sont écoulées, nous avons côtoyé le résident pendant toute sa maladie, nous en avons suivi l'évolution. Nous avons eu des moments très difficiles durant certaines périodes, mais aussi des moments agréables en sa compagnie. Nous avons tissé des liens avec certaines familles qui viennent chercher un soutien auprès de nous car elles savent que les moments à venir seront difficiles à vivre. Très souvent elles refusent une hospitalisation car elles souhaitent que leurs parents finissent leurs jours auprès des soignants qui les ont accompagnés durant toute leur maladie.

Reste le moment le plus critique de la maladie, la période qu'on appelle fin de vie et qui se caractérise par un déclin progressif du malade, comme une bougie qui va s'éteindre.

Bien que, dans ces moments difficiles, le résident nous paraisse calme, il n'en souffre pas moins. Il est important pour nous, soignants, de quantifier l'intensité de sa douleur et d'en informer le médecin pour une mise en place d'une thérapie antidouleur.

Nous sommes contraints, à ce moment là, de réaliser la toilette à deux soignants afin d'épargner au malade des souffrances. Nous prenons le temps nécessaire, nous le rassurons par des gestes délicats, nous lui prodiguons des massages prolongés. Cela peut durer quarante-cinq minutes.

Nous venons le voir à tour de rôle au cours de la journée. Nous lui adressons quelques petits mots, lui caressons les mains ou les cheveux, pour lui signifier notre présence. Nous sentons que cela lui fait du bien car il nous adresse souvent un petit sourire ou un simple regard qui en dit long.

Comme son état général ne lui permet plus d'absorber une nourriture consistante il est perfusé jour et nuit. Les familles sont en général opposées à l'acharnement thérapeutique et à toute alimentation artificielle.

Au cours de cette période de fin de vie nous devons veiller au bien-être du résident et soutenir les familles dans leur désarroi et leur douleur. La psychologue est là pour nous aider.

Le malade, dans ses derniers instants de vie, respire lentement, fait des pauses respiratoires jusqu'à son dernier soupir.

Quelle est la situation actuelle des résidents cités dans la deuxième partie ?

Prénom du résident	Année de naissance	Situation actuelle
Angélique	1921	Décédée
Angelo	1942	Deuxième phase de la maladie
Antoine	1926	Troisième phase de la maladie
Arthur	1938	Deuxième phase de la maladie
Claude	1942	Troisième phase de la maladie
Étienne	1941	Décédé
Fernand	1921	Décédé à la suite d'une fracture du col du fémur consécutive à une chute
François	1940	Décédé
Gaston	1920	Deuxième phase de la maladie
Géraldine	1929	Deuxième phase de la maladie
Germaine		Deuxième phase de la maladie
Janine	1930	Deuxième phase de la maladie
Madeleine	1925	Troisième phase de la maladie
Marc	1940	Décédé
Marguerite	1928	Décédée d'un traumatisme crânien consécutif à une chute
Mariane	1922	Quatrième phase de la maladie

Prénom du résident	Année de naissance	Situation actuelle
Martine	1922	Deuxième phase de la maladie
Martine	1930	Décédée
Mimose	1921	Troisième phase de la maladie
Raymonde	1920	Décédée
Roger	1942	Troisième phase de la maladie
Roland	1920	Deuxième phase de la maladie
Simon	1924	Première phase de la maladie
Simone	1925	Troisième phase de la maladie
Thérèse	1944	Cinquième phase de la maladie
Véronique	1926	Décédée

Conclusion

Le texte que vous venez de lire n'a rien d'une fiction. Il rend compte de vingt-six années de travail en gériatrie toutes pathologies confondues, dont quatre années en unité spécialisée pour la maladie d'Alzheimer.

Ce métier je ne l'ai pas choisi, c'est plutôt lui qui m'a choisi. Durant mon enfance et ma jeunesse jamais je n'aurais imaginé un jour exercer la profession d'aide-médico-psychologique. Je suis arrivé dans ce milieu voilà vingt-sept ans et je me sens très utile auprès de ces personnes souffrantes.

Ce métier m'apporte beaucoup de bonheur. J'éprouve ce besoin d'accompagner les malades dans tous les instants de leur vie, de leur donner envie de continuer à vivre malgré la maladie, et de pouvoir la combattre à leurs côtés jusqu'à leur dernier souffle.

Pour exercer ce métier dans de bonnes conditions, il faut être très patient, calme, savoir écouter, avoir une bonne maîtrise et un bon contrôle de soi. Si vous avez ces qualités vous serez apte à exercer la profession de soignant auprès des personnes atteintes de la maladie d'Alzheimer.

J'ai voulu à travers cet ouvrage qui décrit le comportement de personnes atteintes de la maladie d'Alzheimer, apporter mon aide à toutes les familles qui sont malheureusement confrontées à cette douloureuse situation. Mon souhait est d'avoir pu répondre à leurs principales interrogations. Cet ouvrage ne fera pas disparaître leur souffrance mais je souhaite qu'il l'atténue. Car depuis que j'ai entrepris la rédaction de ce document je me suis trouvé moi-même confronté à la maladie d'un être cher. Cela m'a conforté dans la volonté d'aider ceux qui connaissent cette très difficile situation.

Toutes les personnes citées dans cet ouvrage sont des résidents dont je prends soin durant ma journée de travail. Évidemment les prénoms ont été modifiés afin de respecter le secret médical.

Je souhaite à tous mes lecteurs et lectrices beaucoup de courage et de patience face à cette dure réalité.

Mise en page : Le vent se lève...

Achevé d'imprimer en octobre 2015
par Euradius
Dépôt légal : octobre 2015

Imprimé aux Pays-Bas